青春文庫

首・肩・腰・膝
痛みとりストレッチ

95%の不調は自分で治せる

宗田　大

青春出版社

はじめに――骨と関節の95％の不調は自分で治せる！

私が長年整形外科医をしてきて思うのは、「整形外科の治療は手術が多い」と誤解している人が多いということです。「外科」という言葉から、整形外科の治療はさぞかし手術が多いのだろうと思われるかもしれませんが、実は手術が必要なケースは5％程度です。つまり、**「骨や関節の不調の95％は、手術以外の方法でよくなる」**もしくは**「よくするべき」**ということです。

そこで重要なのが、骨や関節を**「正しく動かす」**ことです。

私たちは痛みを感じると、無意識のうちにその部分を「かばう」傾向があります。しかし、それが逆効果になることもあるといったら驚かれるでしょうか。

もちろん、ぎっくり腰など急性期（ケガや手術などの後、間もない時期）は安静にしたほうがいいときもありますが、ほとんどの場合、痛みから「逃げる」よりむしろ「正しく動かす」ほうが、身体はラクになるのです。

ここでいう「正しく動かす」とは、関節を十分に動かし、効果的にストレッチをすることです。

場合によっては、ストレッチによって多少の痛みを感じるかもしれません。「痛みをとる」ために痛い思いをする――矛盾しているように思うかもしれませんが、正しく動かせば、身体は確実にいい方向に変わっていきます。

手術やケガをした後のリハビリがいい例です。痛めた部分を使わないようにしていては、手術前・ケガをする前の機能は回復しません。「正しく動かす」ことは、骨や関節の機能を回復する手助けとなるのです。

身体は本来、動くことでよくなるようにできています。しかし多くの人がこの「動くこと」をやめてしまったのが、新型コロナウイルスの感染拡大による外出自粛でした。

特に緊急事態宣言が発出されていた期間中は、私が勤務しているクリニックも、高齢者や学生の患者さんが減少しました。その後、ワクチン接種が済んだ高齢者の方々が来るようになりましたが、やってきた患者さんを診て私は驚きました。骨や関節だけでなく全身がびっくりするほど衰えていたのです。「動かないことは、こんなに身体を弱らせてしまうのか」と改めて実感しました。

身体の衰えは、働き盛りの世代にもみられました。その理由がテレワークです。通勤がなくなったことによる運動不足に加え、デスクワークに適していない机や椅子で仕事をすることで姿勢が悪くなり、首こりや肩こり、腰痛などを訴える人が急増したのです。この経験からも、「動かないことは身体によくない」ということを、皆さん身をもって実感されたのではないでしょうか。

この本では、首、肩から腰、膝、肘、手足まで、**全身の不調をラクにする「痛みとりストレッチ」**を紹介しています。困ったときのセルフケアの手引きとして、ぜひ活用していただければと思います。

また、例えば「腰が痛い」というときでも、ぜひ肩や膝のストレッチを取り入れてみてください。体はつながっていますから、腰だけをストレッチするよりも、より効果を実感できるはずです。

「痛みとりストレッチ」という新しい習慣で、骨と関節の若さを取り戻しましょう。

骨格

〈前面〉

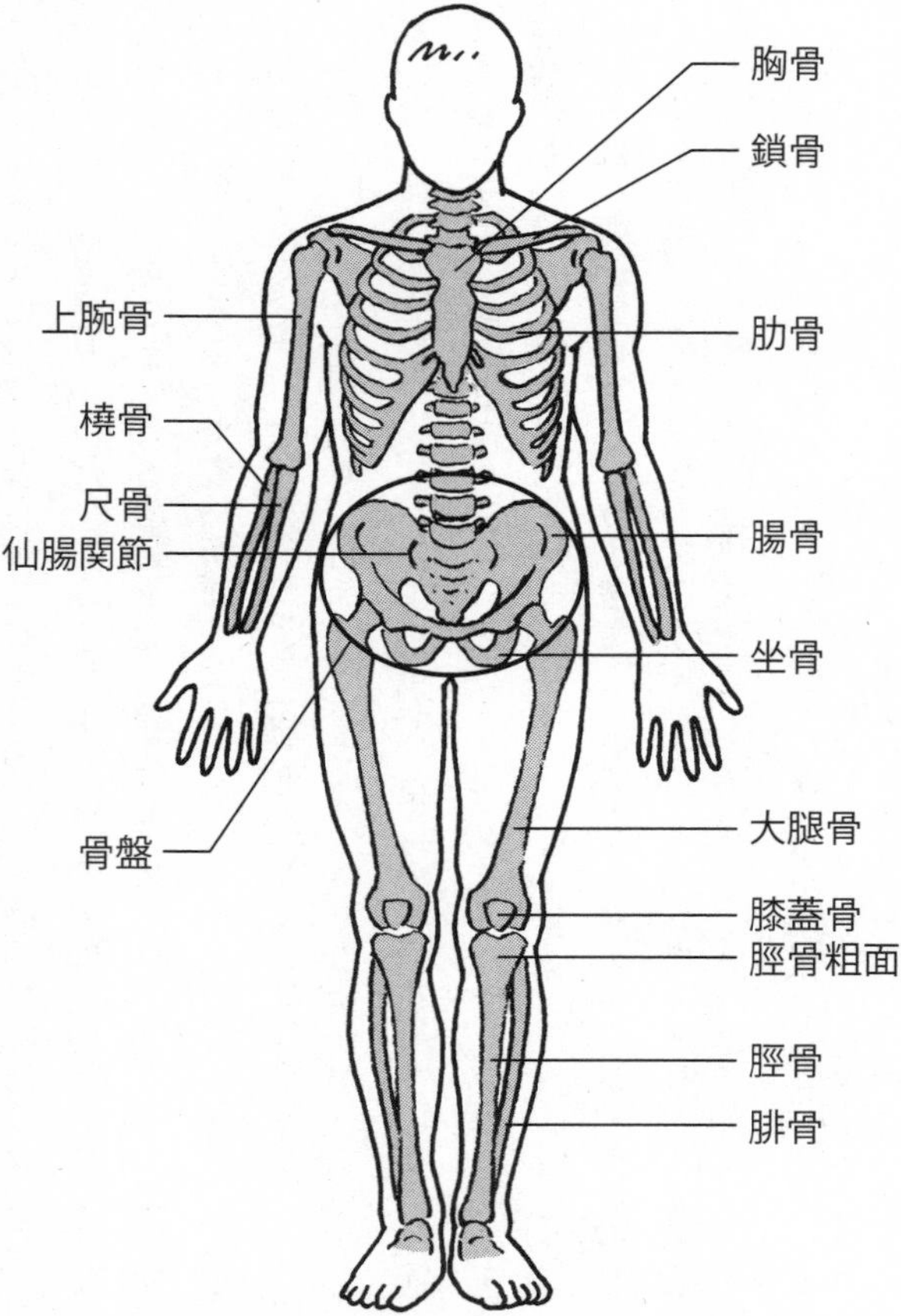

〈後面〉

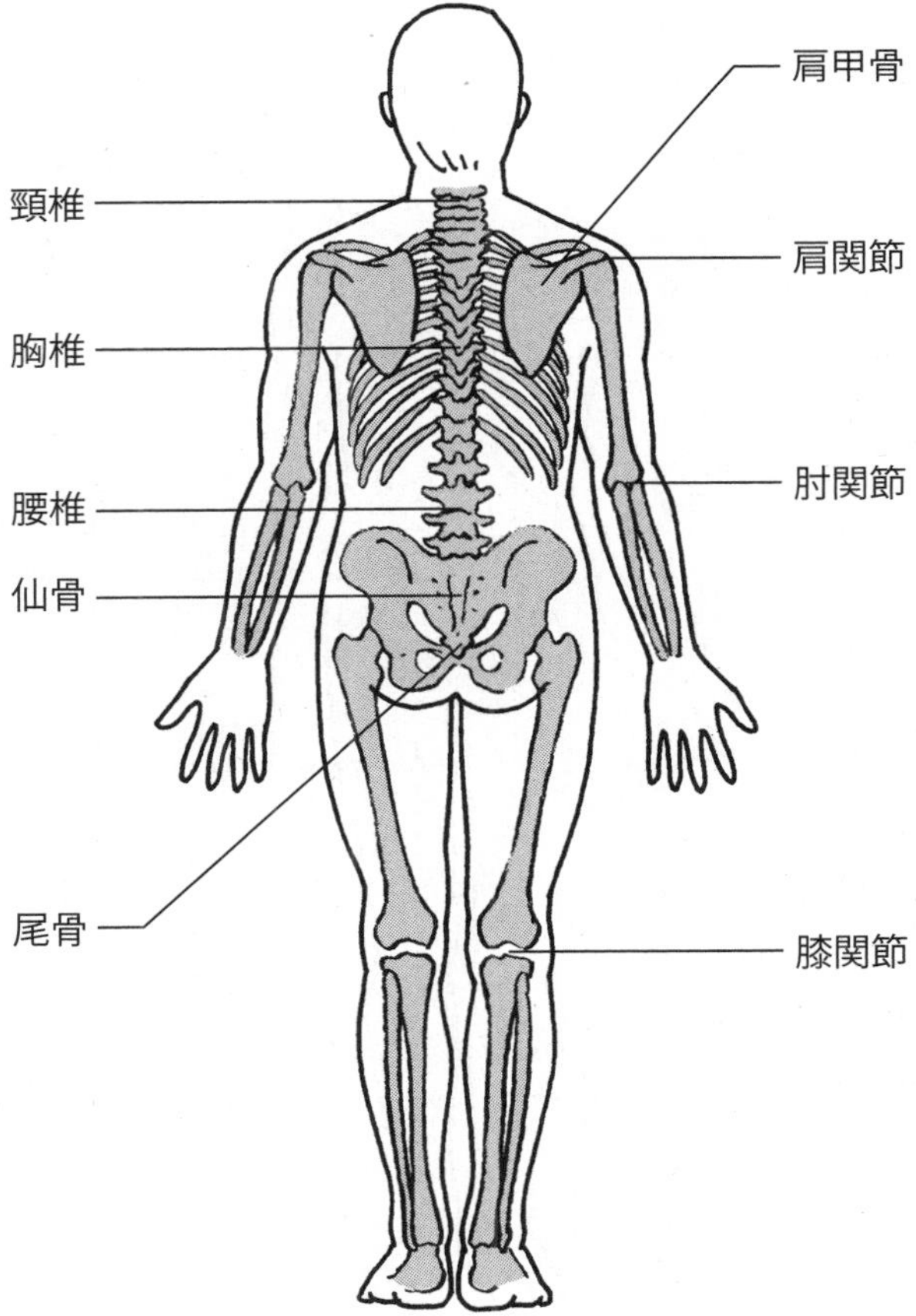

筋肉

〈前面〉

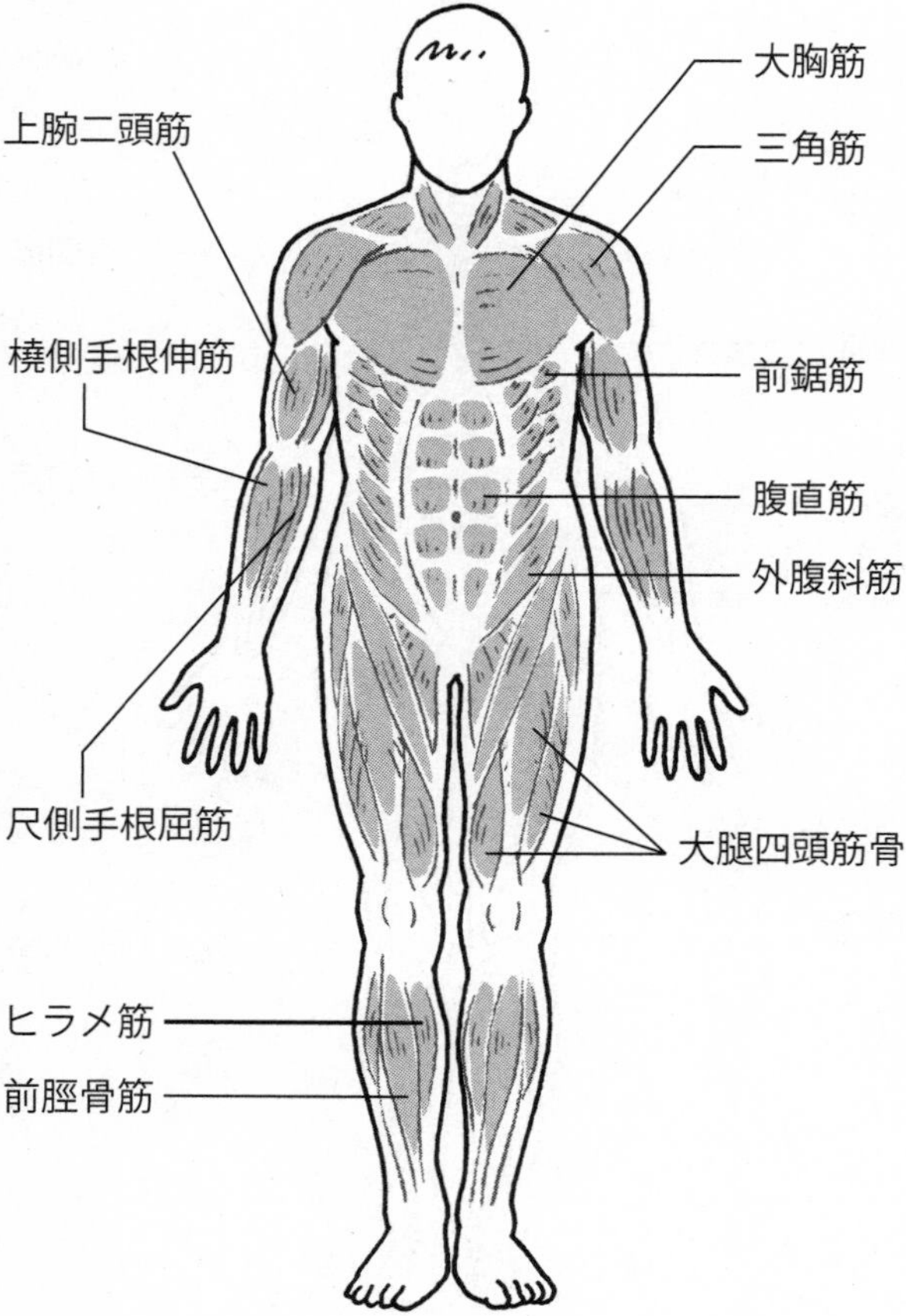

全身の

〈後面〉

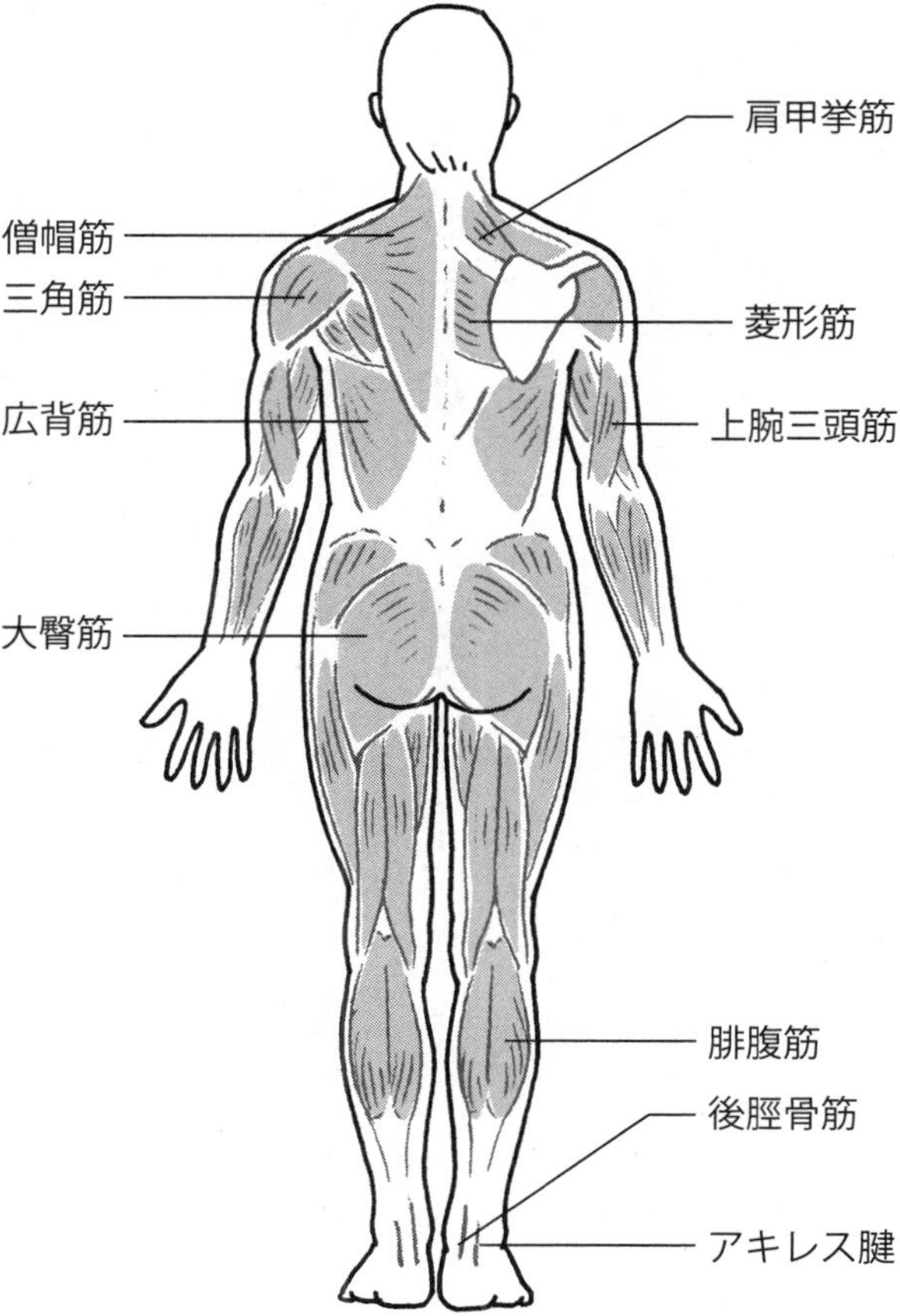
肩甲挙筋
僧帽筋
三角筋
菱形筋
広背筋
上腕三頭筋
大臀筋
腓腹筋
後脛骨筋
アキレス腱

『首・肩・腰・膝　痛みとりストレッチ』目次

第2章◆首・肩・腰・膝の「痛みとりストレッチ」

腰・骨盤の痛みとりストレッチ

膝・足の痛みとりストレッチ

第3章◆「痛みとりストレッチ」の効果を上げるヒント

第４章◆痛み、しびれ、こり…これって大丈夫？

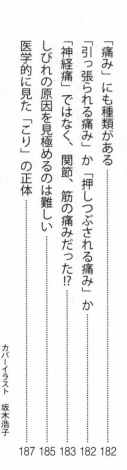

カバーイラスト　坂木浩子
本文イラスト　中村知史
本文ＤＴＰ　ベラビスタスタジオ

第1章◆痛みがとれる「動かし方」があった！

痛みをとるためにストレッチしよう

私は長年、整形外科医として多くの患者さんを診てきました。

「はじめに」でも述べたように、整形外科で手術すべき場合は、それほど多くありません。

そして、私たち医者が治療を施せば誰もがよくなるかというとそうではなく、**患者さん一人ひとりの「セルフケア」によって、治り方にも差が出てくるのです。**患者さんご自身がもっともよく治せることも珍しくありません。

私たちが日頃何も感じずに身体を動かせるのは、骨や関節が正常に働いてくれているからです。しかし、自分の身体の一部分に「関節」の存在を感じたら、それはもう整形外科的に正常とはいえません。無意識に関節が動いていること、それが本来の関節の姿です。

患者さんの多くは、骨関節・背骨に痛みや動かしにくさを感じて整形外科を訪れます。その原因は人それぞれですが、突き詰めると関節のスムーズな働きが損なわれているからだといえることがほとんどです。

この関節のスムーズな動きを取り戻す努力、柔軟性を保つ努力は、ほとんどすべての障害に必要ですし、これにより状態は確実に改善します。ただ、この努力は痛みを伴うこともあります。それは決して悪いことではないのです。

痛みには「よい痛み」と「悪い痛み」がある

ここで痛みについて考えてみましょう。

痛みには、「よい痛み」と「悪い痛み」の2種類があります。

「よい痛み」とはすなわち、それを乗り越えることによって、よりよい状態に到達できる痛みです。一方「悪い痛み」とは、その痛みをある程度我慢して、何かを続けてやっていると、病気を悪化させてしまう痛みです。

人が移動するとき、例えば膝関節には、体重を支える大きな負担がかかります。平坦な道を歩くならまだましです。でも階段を昇り降りするとき、重い荷物を持って移動するとき、もっと大きな負担がかかることはわかりますね。またジャンプや膝の屈伸を繰り返すスポーツでは、はるかに大きな力が膝にかかることは想像にかたくありません。

体重を支えて身体を移動する動作が患者さんの痛みを悪化させるとき、その動作を続けることで感じ、また悪化する痛みは、「悪い痛み」といえます。

この「悪い痛み」を改善するには、関節への負担の軽減も大切ですが、**関節の柔軟性を保つための努力、つまりストレッチという「よい痛み」が必要**なのです。そしてストレッチには、痛みが伴います。それが「よい痛み」です。

骨・関節の痛みに代表される整形外科の障害は、原因はともかくとして、生まれてからこれまで獲得してきた関節の正常でスムーズな動きを損なうことにより、症状として現れたり残ったりしてしまいます。ですから障害によって一時的に損なわれた動きを取り戻すことは、障害を乗り越えるために根本的に必要なことです。

骨や関節の痛みを取り除くのに、「よい痛み」のストレッチが必要だということを、まず理解しておいてください。

「かばう」のは逆効果

整形外科の障害で徐々に起こってくるものは、痛みとして患者さんが感じる前に、かなりの期間、無意識に感じている時期があるようです。それは診察していて、患者さんが痛みを感じていなくても、押すと痛かったり、大きく曲げ伸ばしをすると痛かったりすることも、まれではないからです。このように**知らず知らずのうちにかばっていることが、身体が硬くなり、ついには痛みを起こす原因のひとつとなっています。**

また意識的に動かさないと、活動量や活動性の低下により使わない動きも多くなり、知らない間に動きが悪くなっていることもあります。特に肩関節はもともと非常に大きな動きを持った関節です。ところがいつのまにか硬くなっていた肩関節を何かの拍子に大きく動かしたり、大きな力をかけると、「痛み」を感じ、五十肩として発症することも少なくないようです。

その他の要因として、**ケガをすると、必ずその後に身体は硬くなってしまい**

ます。関節のケガを例にとってみると、関節の中の何かを痛めて関節に出血を起こすと、血液の中にあるいろいろな物質によって関節の〝内張り〟をしている袋が硬くなります。また、ケガをして組織を傷つけると、身体はそれを治しますが、正常な状態と同じものにはなかなかなりません。どうしても柔軟性のない、もろい組織でつくり直されてしまうようです。肉離れもそうですし、靭《じん》帯《たい》損傷も例外ではありません。

加えて、**加齢によっても組織の水分は少しずつ少なくなり、柔軟性はなくなってきます。**だからこそ、ストレッチが重要なのです。

「痛みを感じる場所」に問題があるとは限らない

整形外科を訪れる患者さんの多くは〝痛み〟を訴えます。ところが突き詰めてみると、**「どうしてこんなに痛いのかわからない」という痛みが、意外に多いのです。**

その証拠に、痛み止めを出されても効かないこともあります。また、冷えたり、季節の変わり目に痛むなどといったこともあります。

なかには、腕に痛みを感じていても、実はその原因が肩にある、といったこともあります。このような場合、腕のストレッチをするよりも肩のストレッチをしたほうが効果的なのはいうまでもありません。

ここでは、痛みが出やすい場所と、その場合考えられる原因についてまとめました。もちろん、ここで紹介するケースに該当しないこともあります。なかには、整形外科的な問題ではなく、内科的な問題から痛みが出ることもありますので、痛みが続く場合は無理をせず、専門医を受診するようにしてください。

●首と肩の痛みの特徴

首と肩は隣り合っていますし、肩の動きが悪いと首も緊張します。また、肩こりと首の痛みも隣り合っています。厳密に分けることは簡単でないこともありますし、それぞれの痛みを同時に持っている場合もあります。

首の痛みは、首を動かした場合に痛い、動きに左右差がある、動きが悪い場合です。

一方、両手を組んで腕を上げてみたときに、どちらかの動きが悪い、どちらかが痛い場合は肩の痛みでしょう。また、同時に後ろ手をして、左右差がある場合、痛みがある場合は肩の痛みです。肩を上にあげたり、肩甲骨を寄せると硬さや痛みを感じる場合は、肩こりによる痛みが考えられます。

●肩と腕の痛みの特徴

身体の痛みは、体の遠く（遠位）に感じる傾向があるようです。

例えば、もともと肩関節痛でも、二の腕の痛みを強く訴えるケースは少なくありません。上腕二頭筋をつかむと痛みがあり、筋肉の状態を見ていくと肩関節の前方に圧痛が集まっている。これは肩関節の動きを司《つかさど》る上腕二頭筋に沿った痛みと考えられます。

また、上腕の外側に感じるつらい痛みも、肩峰下《けんぽうか》の痛みを三角筋に沿って上腕で感じているものと考えられます。

●肘周囲の痛みの特徴

肘の外側、内側の痛みを訴える人は多くいます。外側はテニス肘、内側はゴルフ肘と呼ばれることもあります。

肘の外側の痛みは手首を支えることで、内側の痛みは手首を外に回して（回外）支えることで負荷がかかります。このような痛みは手首を支える筋腱《きんけん》をほぐしてやわらげる必要があります。前腕そのものではなく、そこから少し離れたところにある多くの腱の柔軟性を回復させる必要があります。

●指の痛みの特徴

手指を動かすと痛いことはよくあります。このとき、指の関節が悪いと感じる方が多いようです。確かに第一関節や第二関節に、痛みや硬さが認められることもよくあります。

しかし関節だけでなく、指を曲げる腱のすべりが悪いことも、指の動きにくい原因であることがあります。腱のすべりの悪さは、指の付け根の硬さや手のひら側の圧痛を認める場合、確実に存在します。

●お尻の外側から足の外側の痛みの特徴

多くの人が訴える痛みですが、原因となっている場所を見つけるのは少々難しいかもしれません。なぜなら腰の悪い方、股関節の悪い方、膝の痛い方、どの方も同じようにお尻から足の外側の痛みを訴えるからです。動作などとあまり関係なく、疲れると痛くなり、つらさを感じます。

しかし、いろいろと原因を調べても明らかな異常を見つけられないことも少なくありません。さまざまな運動を行っても、必ずしもよくならないこともあります。まずは腰、股関節、膝の痛みとりストレッチを行ってみて、改善しなければ専門医に診てもらうことをおすすめします。

第2章◆首・肩・腰・膝の「痛みとりストレッチ」

「正しく動かす」から効く！

どうしたら関節のスムーズな動きを回復できるのか——私はこれまでさまざまな試行錯誤を重ねてきましたが、適度な筋肉の運動と正しいストレッチが、もっとも安全で効果的であることがわかりました。

それがこれから紹介する**「痛みとりストレッチ」**です。

そこでこの章では、骨・関節各部の構造と働き、その部分に起こりやすい障害や症状、そしてそれを解消するための「痛みとりストレッチ」を、

・首・肩
・腰・骨盤
・肘・手
・膝・足

の部位別に説明していきます。

すでに治療中の部位や、あきらかな異常を感じる部位はもちろん、そうでないところも、このストレッチをしてみて、一通り動きをチェックしてみるといいでしょう。気づかないうちに動きが悪くなっているところが見つかるかもしれません。

1つのストレッチは、5～10秒キープする（保つ）のが基本です（動きによっては、キープしないものもあります）。一日の中で、時間がとれるときに動いてみてください。

また、ストレッチ以外の痛みの対処法がある場合は、それについても詳しい解説を加えました。

整形外科の領域でよく耳にする、成人に多い病気や障害の名前と、それがどういう病気や障害なのかについても詳しく解説していきますので、参考にしてください。

首こり・肩こりの基本ストレッチ

肩こり、首こり、
むち打ち、腕のしびれ

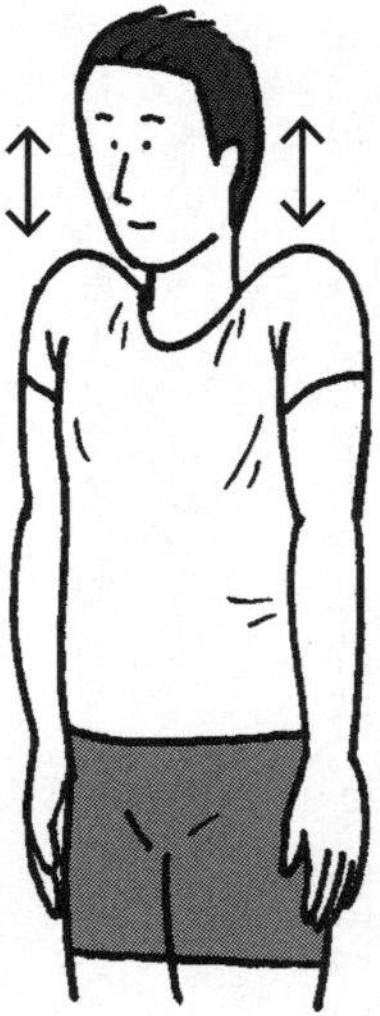

1 ゆっくり力いっぱい両肩を持ちあげ、5秒保つ。
2 ゆっくり肩の力を抜き、元に戻す。
＊ 1、2の動きを10回繰り返す。

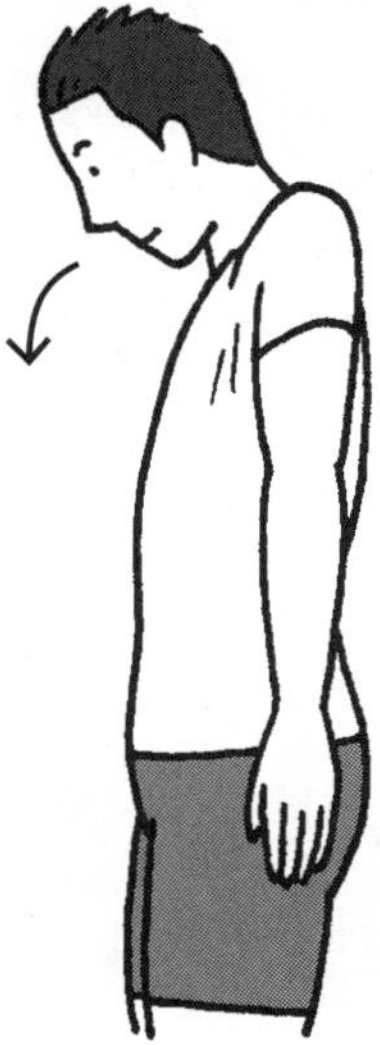

3 ゆっくり力いっぱい両肩を持ちあげる。

4 そのまま首をゆっくり前に倒して止め、5 秒保つ。

5 ゆっくり肩の力を抜き、元に戻す。

＊ 3 ～ 5 の動きを 20 回繰り返す。

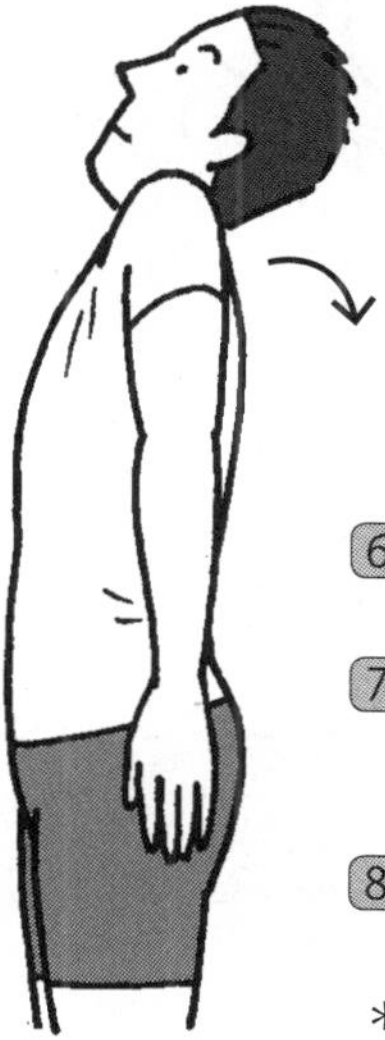

6 ゆっくり力いっぱい両肩を持ちあげる。

7 そのまま首を身体ごとゆっくり後ろにそらして止め、5 秒保つ（あごを引いて行う）。

8 ゆっくり肩の力を抜き、元に戻す。

＊ 6 ～ 8 の動きを 10 回繰り返す。

肩甲骨のストレッチ

肩こり、肩甲骨まわりのこり

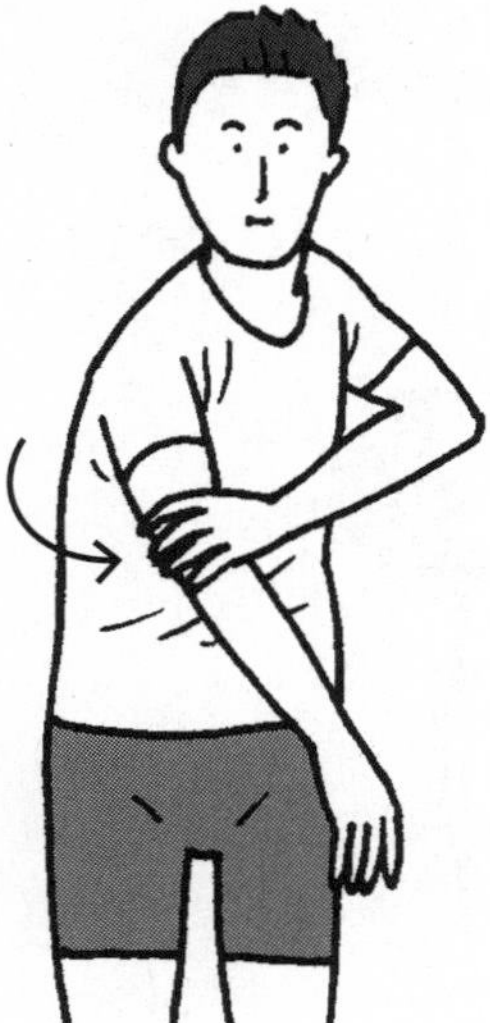

1 左手で右肘を前から抱えて、肩を前下に引っ張るようにまわす。
2 ゆっくり力いっぱいまわしたところで5秒保つ。
3 ゆっくり手を元に戻す。
＊ 1〜3の動きを10回繰り返す。反対側も同様にまわす。

肩の後ろ側のストレッチ

肩こり、背中のこり、
パソコン作業による腕の疲れ

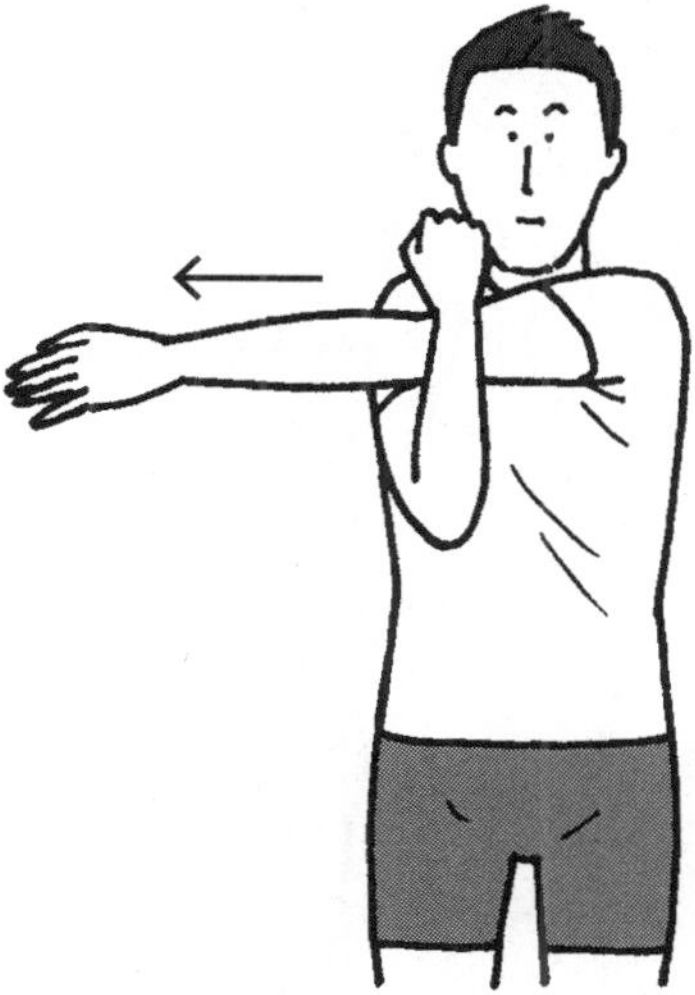

1 左手を右側に伸ばし、右肘で抱えて横に伸ばす。
2 伸ばしたところで5秒保つ。
3 手をおろして胸を張り、肩をさげる。
＊ 1～3の動きを10回繰り返す。反対側も同様に行う。

首のストレッチ

首のこり

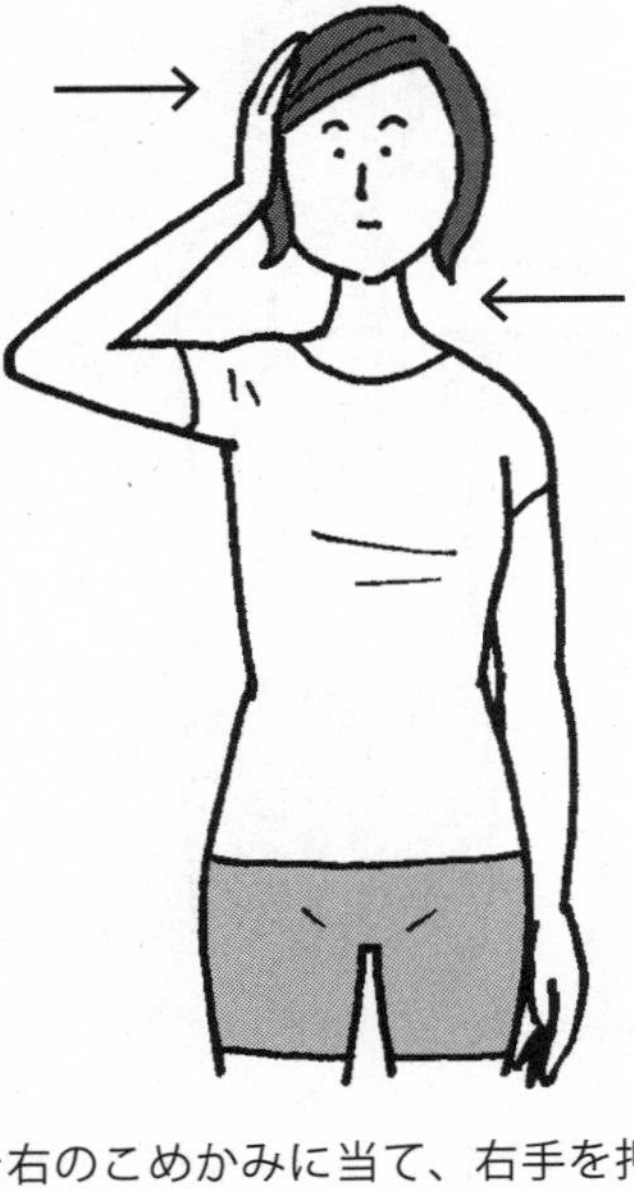

1 右手を右のこめかみに当て、右手を押すように首に力を入れ、5 秒保つ。
＊ 反対側も同様に行う。

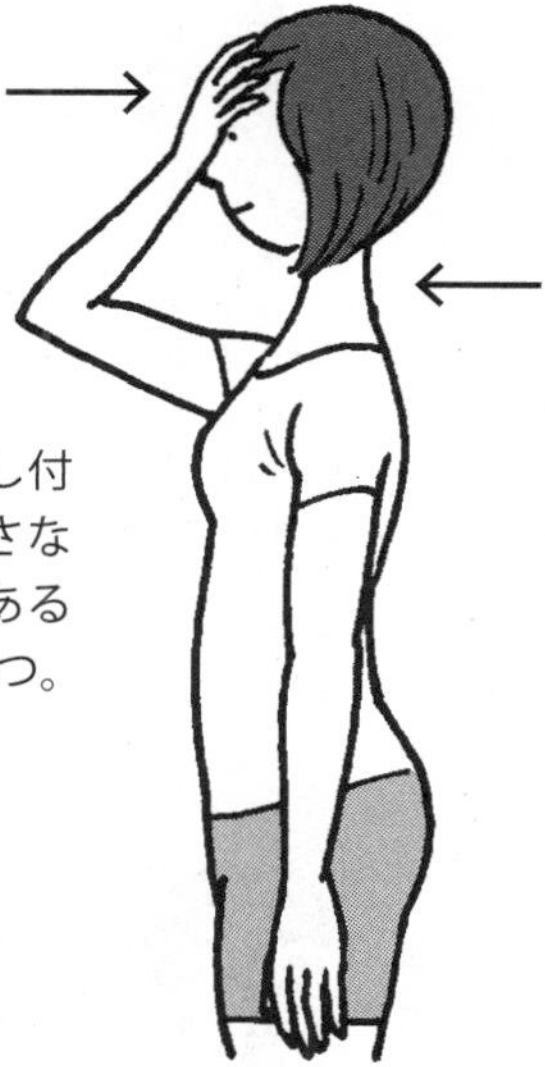

② 手をおでこに当てて押し付けるようにし、首を倒さないようにして首の前にある筋肉を緊張させ、5 秒保つ。

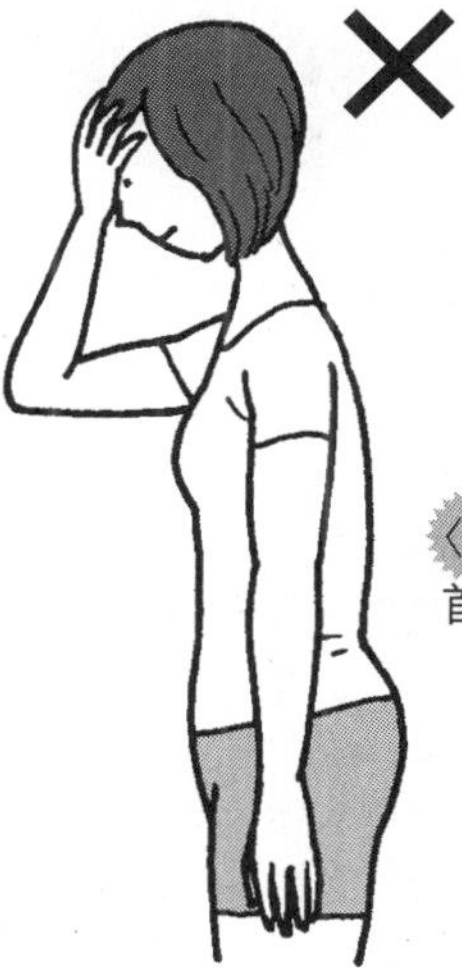

〈注意〉
首を倒さないこと。

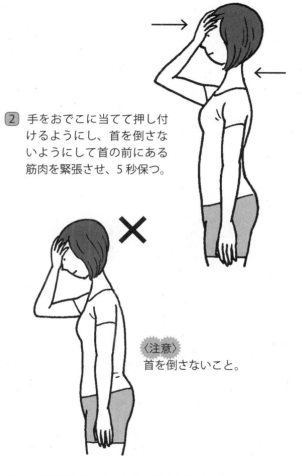

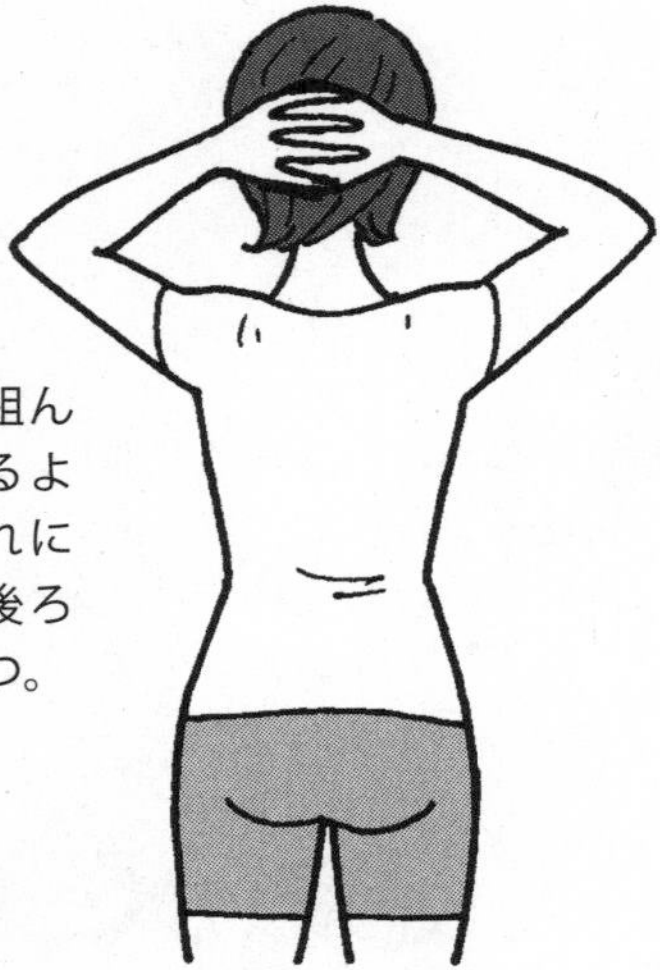

③ 両手を頭の後ろで組んで、首を押しさげるように力を入れ、それに抵抗するよう首の後ろに力を入れ、5秒保つ。

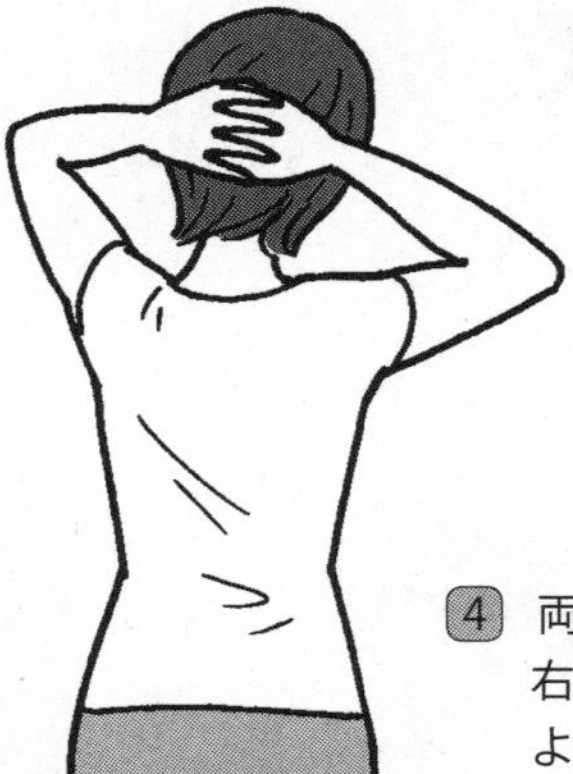

④ 両手を頭の後ろで組んで、右ななめ前方に押しさげるように力を入れる。それに抵抗するように首の後ろに力を入れ、5秒保つ。

＊ 反対側も同様に行う。

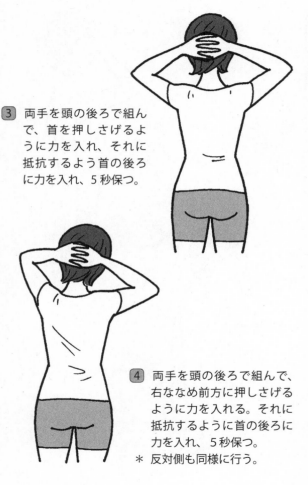

胸開きストレッチ

肩こり、肩甲骨まわりのこり、巻き肩改善

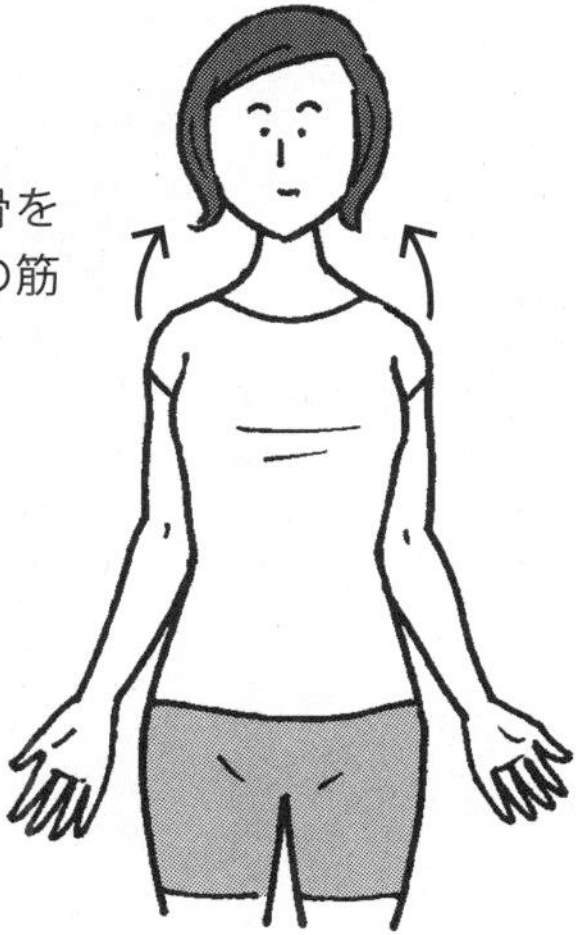

1 胸を張り、両側の肩甲骨を寄せるようにして背中の筋肉を縮め、10 秒保つ。

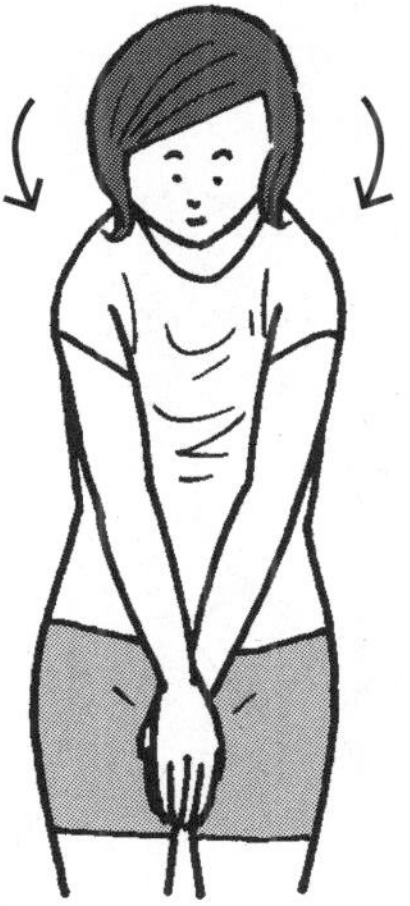

2 胸を閉じ、背中の筋肉を伸ばし、10 秒保つ。

＊ 1、2 の動きを 10 回繰り返す。

肩の前後のストレッチ

肩こり

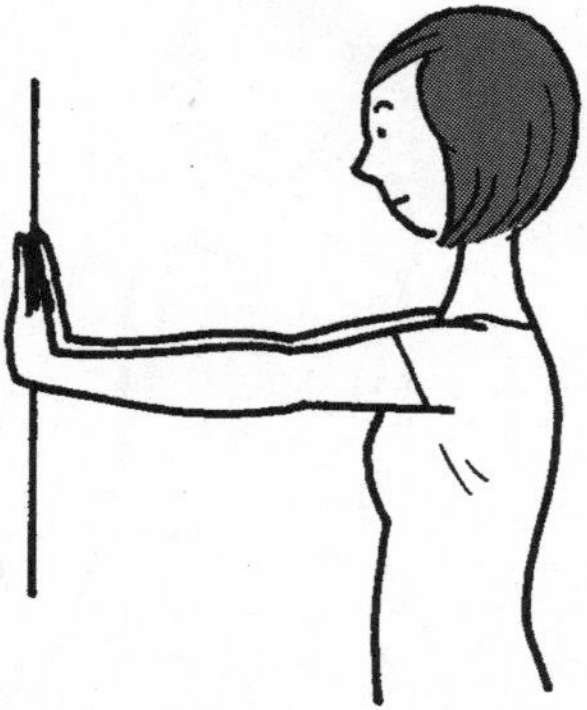

1 壁の前で腕をまっすぐ前に伸ばして、両てのひらを壁につける。

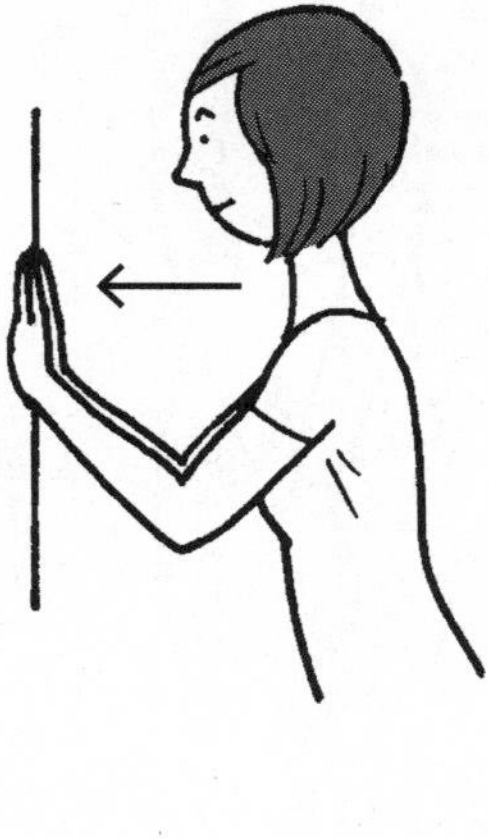

2 肘を曲げ、そのまま10秒ほど身体の重さを支える。

＊ 1、2の動きを5～10回繰り返す。

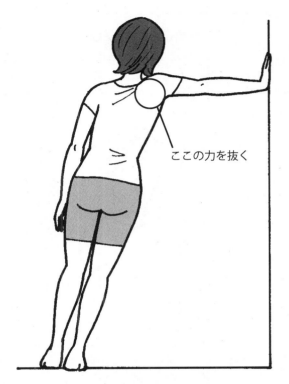

3 壁の横で腕をまっすぐ横に伸ばして、てのひらを壁につける。

4 肘で身体を支えながら、背中の力を抜いて肩甲骨の後ろ側をゆるめ、10 秒ほど保つ。

＊ 反対側も同様に行う。

五十肩のストレッチ①

五十肩、腕のしびれ、腕があがらないとき

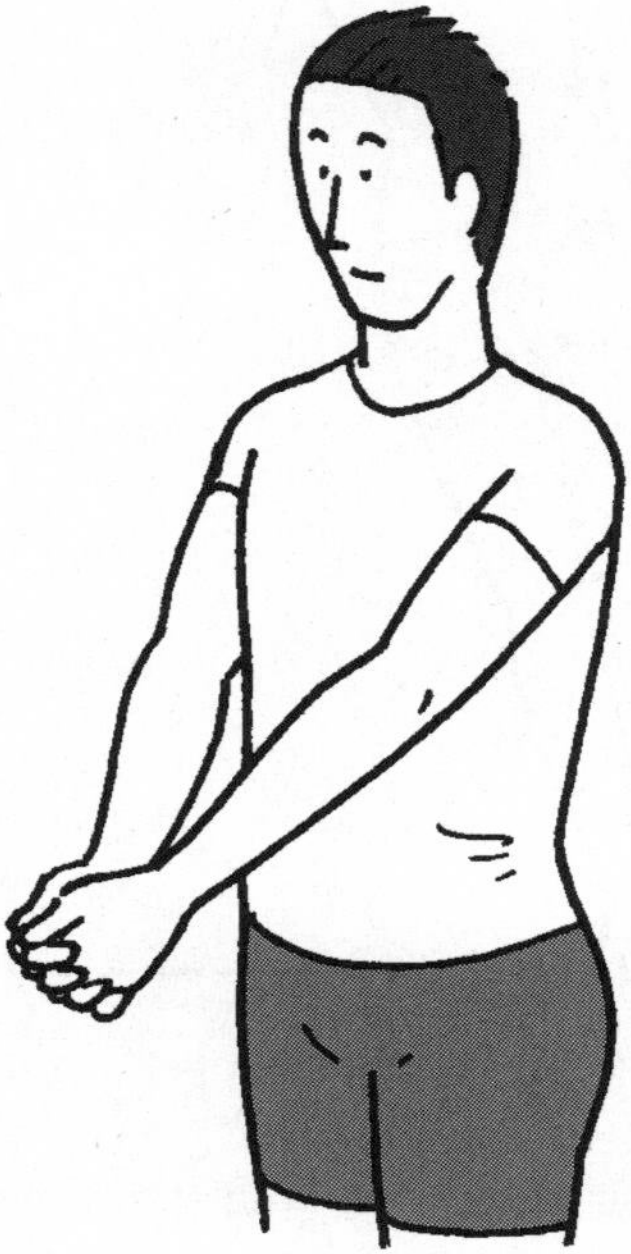

1 両手を身体の前で組む。

② 肘を伸ばした状態で、ゆっくりと腕をあげて耳の脇まで持っていく。痛みの我慢できるところで止め、5 秒保つ。

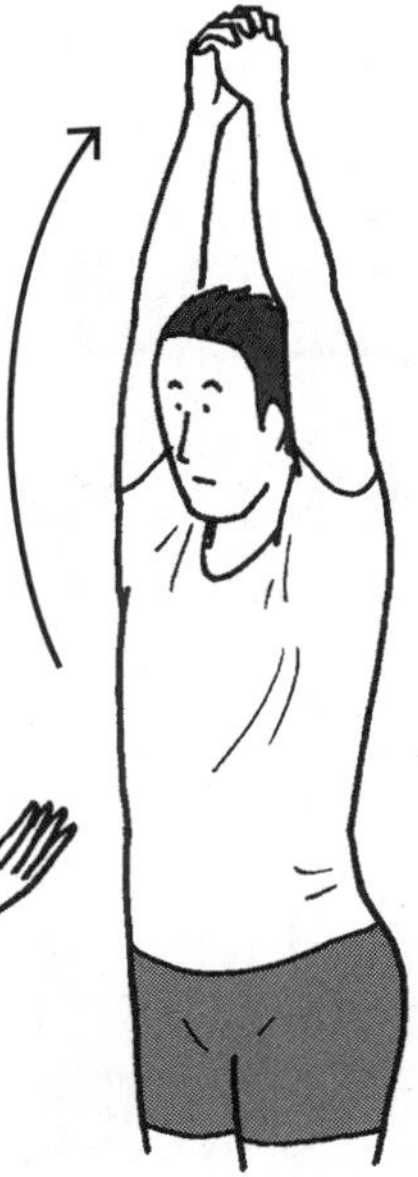

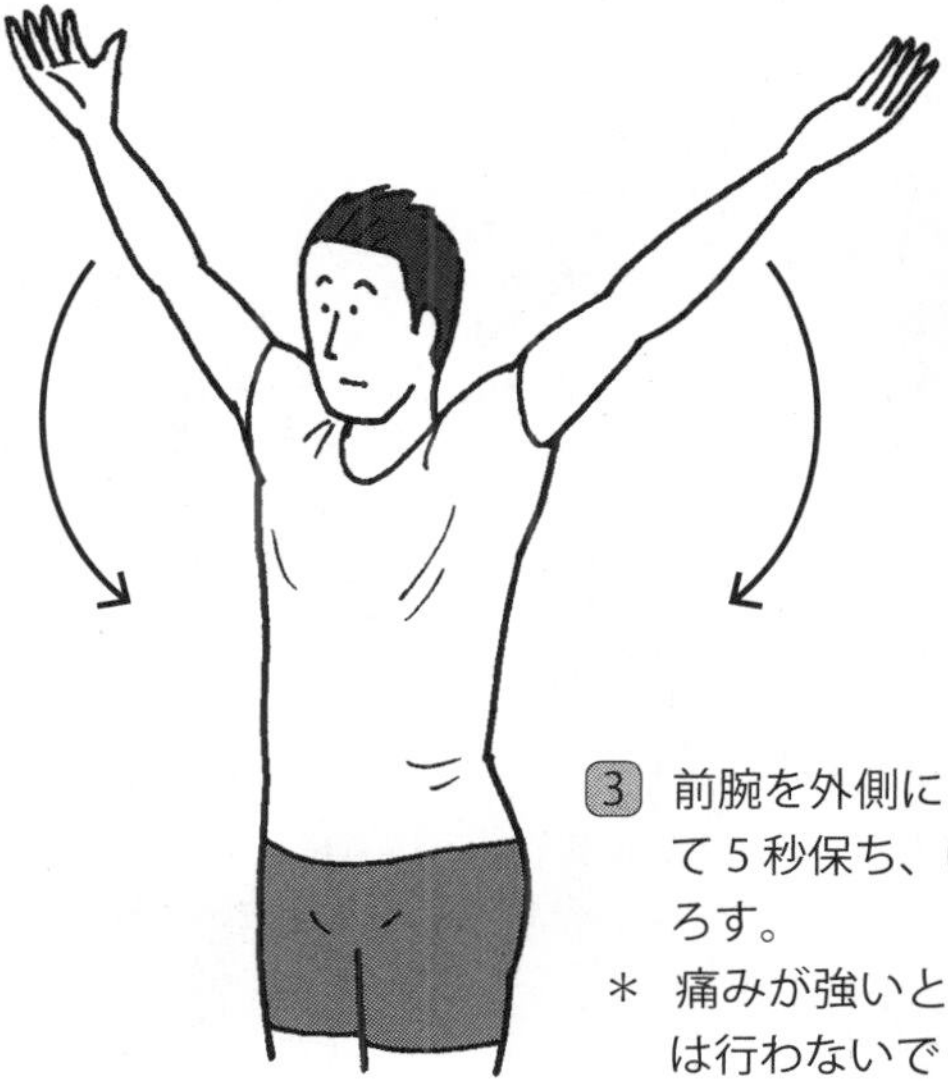

③ 前腕を外側にまわして伸ばして 5 秒保ち、ゆっくり手をおろす。

＊ 痛みが強いときは、3 の動きは行わないでください。

五十肩のストレッチ②

五十肩、腕のしびれ、腕があがらないとき

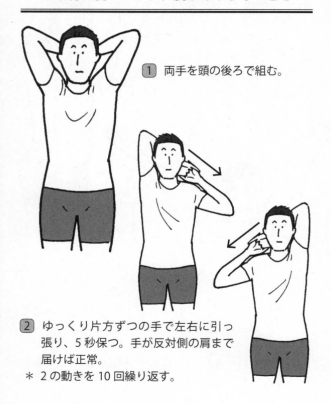

1 両手を頭の後ろで組む。

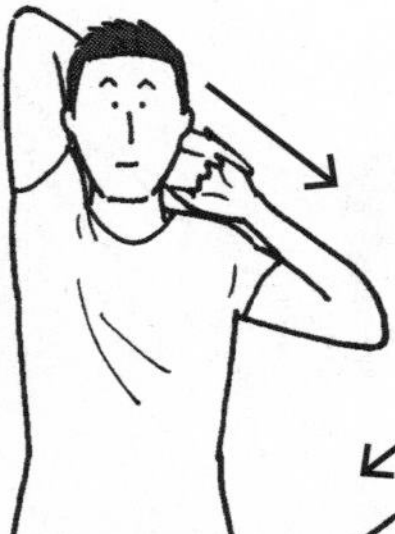

2 ゆっくり片方ずつの手で左右に引っ張り、5 秒保つ。手が反対側の肩まで届けば正常。

＊ 2 の動きを 10 回繰り返す。

肩が動かしづらい人向けのやり方

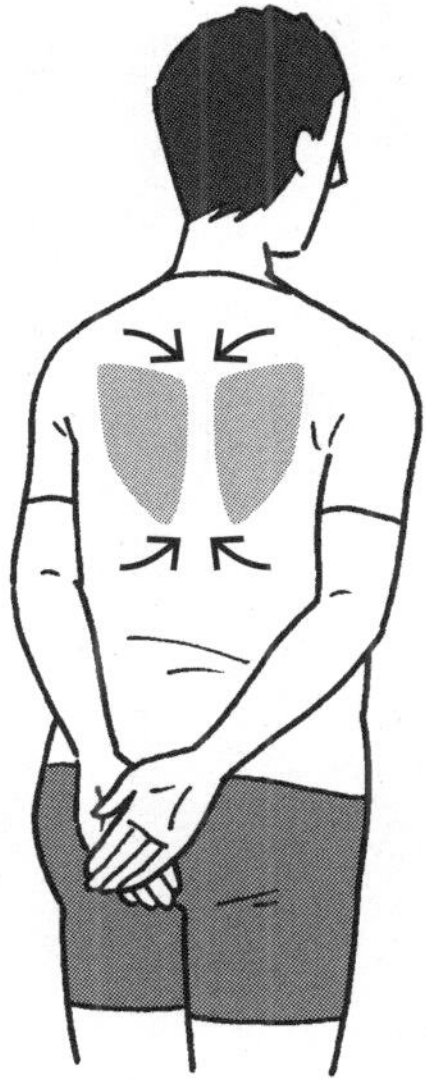

1 両手を背中側で重ねる。
両腕の肩甲骨をできるだけ寄せ、５秒保つ。

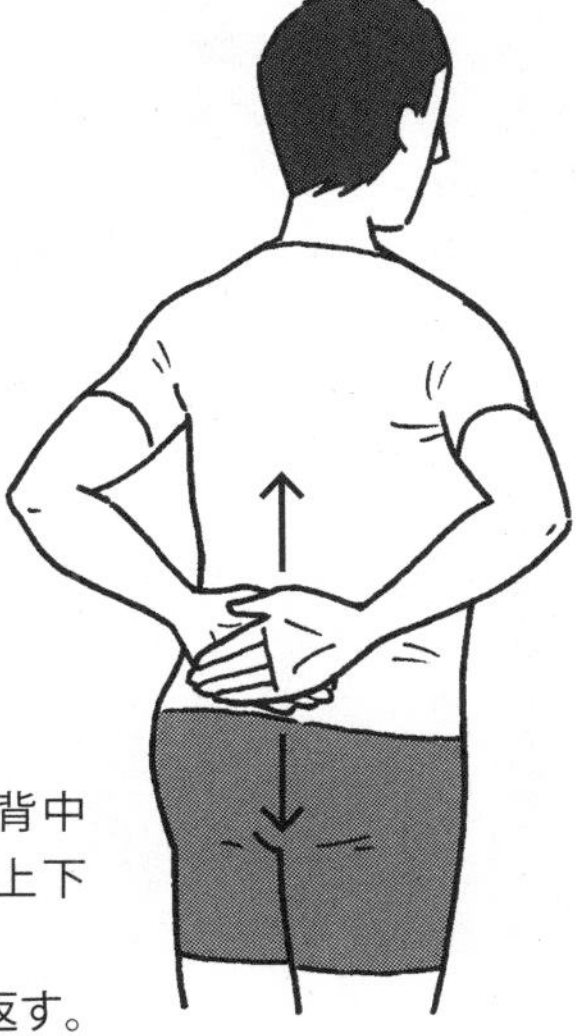

2 手を重ねた状態で、背中をすべらせるように上下させる。

＊ 2の動きを10回繰り返す。

首の動きとしくみ

首は骨でいうと、7つの頸椎《けいつい》という背骨でできています。上の2つの骨は頭を支えて回旋する動きを多く担っています。頸椎の前後には非常に数多くの筋肉や靭帯がついて重い頭を支えながら、大きな動きを実行します。

首の基本的な動きは前後左右に倒す動き、左右に顔を向ける動き、それにぐるりと回す動きに分けられます。この中で硬さや痛みを感じれば、肩こりの前段階といえます。

ケース1　車の事故によるむち打ち

↓首こり・肩こりの基本ストレッチ（32P）

いわゆる〝むち打ち症〟は、追突などの交通事故により、首が前方や後方から大きな力を受けて、弓なりにしなるような激しい動きを強いられることによって起こります。病名としては「頸椎捻挫《ねんざ》」といいます。

首の痛みばかりでなく、ときには頭痛、手足のしびれが起こり、また脳震盪《のうしんとう》のときのように吐き気やめまい、目の痛みを起こします。それでも、いわゆる神経のあきらかな症状、つまり神経の領域に沿って触った感じの鈍さや、手足の運動の障害がない場合は〝むち打ち症〟として片づけられます。

患者さんによってはとても激しい症状を訴えますが、医者の立場から見るとその「証拠」を見つけることが難しいのです。交通事故の場合、一般的には3カ月くらいで症状は落ち着くことになっています。しかし「落ち着く」ということは、場合によってはよくなることでもなければ、治ることでもありませんので、注意が必要です。

むち打ち後に出る症状に、重症の肩こりがあります。というのも、むち打ちは事故によって大きな力で首が前後にしなうことによって起こるため、過度に筋肉が引っ張られた後には、筋肉の緊張は高まるからです。それによって重症の肩こりが起こるのでしょう。

ですから、32ページで紹介しているストレッチは、このような場合にも有効だと思います。

ケース2　首の寝違え

「朝起きたら、首がとても痛くて動かせない」

こんな首の寝違えを経験したことはありませんか。

このような場合、静かにしているだけでは何日も痛みがとれません。寝違えはむち打ち症の軽いものと考えてください。

2日くらいは安静が必要です。このときは痛み止めを使うのもよいでしょう。その後、ゆっくりいろいろな方向に首を動かすようにします。徐々に動きが大きくできるとよいのですが、実際にはなかなかよくならない場合もあります。痛くなっている部分を探し出して、積極的にほぐすことが効果的なこともあります。

その場合、**ストレッチよりマッサージ的なものが効果的**です。また、一部の筋肉が骨につくところがとても痛い場合には、その部分に麻酔注射をすると早くよくなります。

寝違えにもいろいろなパターンがありますので、いつも同じ方法がうまくいくとは限りませんが、あまりにもつらい場合はお医者さんにかかることをおすすめします。

ケース3　変形性頸椎症

高齢になって出てきた首の痛み「変形性頸椎症」は、**簡単にいえば首の背骨の老化**です。「変形性……」の病名を見たら「老化」だと思ってください。ただし老化でも困ることがあれば立派な病気ですから、治療する必要があるわけです。

背骨のそれぞれを前から後ろに3つの部分に分けると、一番前の部分は、身体の支柱になって体重を支えます。首の骨であれば頭を支えて身体のバランスをとります。背骨の前の部分には骨と骨の間に椎間板《ついかんばん》という線維と軟骨でできたクッションがあります。

背骨の真ん中には脊髄《せきずい》が通っています。脊髄は脳から手足に伸びる神経が束になって通る道であり、中継基地にもなっています。脊髄が傷害された場合、例えば首の脊髄であれば、手足がしびれたり突っ張ったり、ひどい場合は手足が使えなくなってしまいます。腰であれば足がしびれたり、力が入らなくなったり痛みが走ったりします。

老化は背骨をとりまくすべての構造に起こってきます。骨、軟骨、椎間板、靭帯とすべてに老化は起こります。その老化によって脊髄や脊髄から手足に伸びている神経が圧迫を受けると、神経の障害による症状が起こります。はっきりしない首の痛みも起こり得ます。そこではじめて困るわけです。

同じ老化が起こっても症状が出やすいかどうかには、やはり素質や体質があるようです。ひとつの素質として、レントゲンを撮るとその人の脊髄が通る空間の広さがわかります。この広さには個人差が大きく、狭い人では神経の症状が出やすいようです。

痛みは患者さんにとって、もっともつらいのですが、「神経痛」という形でいつも症状が出るわけではありません。神経の症状としては「神経痛」の他にも、手足を動かす運動に関するもの、何かを触ったりするのを感じる感覚に関するものがあります。痛いだけでなく動きがぎこちなくなったり、力が弱くなったり、触った感じがわかりにくくなったり、しびれがきたり、という症状も神経の症状です。

神経が傷害されている症状を放っておくと、原因がとれても症状が元に戻りにくくなります。首の部分で脊髄が傷害されれば頸椎症性脊髄症と呼ばれます。神経障害があきらかで、悪化するようなら、手遅れにならないうちに手術も考えてください。

脊髄ではなくて末梢神経として頸髄から外に出る部分で傷害を受けると、その神経の感覚や運動を司っている部分だけの障害が出ます。これを頸椎症性神経根症といいます。この状態であれば最初は傷害された神経に沿ってつらい痛みが走りますが、首の安静をとって痛み止めなどで様子を見ていると、症状がおさまって何とかなることが多いようです。

「首の手術なんて死んでもいやだ」という患者さんもいるかもしれませんが、本当に首が悪くて、神経が圧迫されていて、神経障害の症状が悪くなるようでしたら、漫然と我慢をしていてはいけません。勇気をもって手術を受けてください。ただし設備の整った、専門医の複数いる症例の多い施設で受けることをおすすめします。

肩の動きとしくみ

肩関節は人体の中で、もっとも動く範囲の大きな関節です。

肩甲骨の外側にあるくぼみにぶらさがるように、上腕骨の大きな丸い骨頭《こっとう》が接しています。肩甲骨は全体が筋肉に覆われて背中に張り付きながらすべります。肩関節が動くときには肩甲骨も一緒に動きます。そして肩関節の大きな動きを実践するわけです。

腕の動きとして肩関節の動きをとらえると、前にあげる（屈曲）、後ろに伸ばす（伸展）、横にあげる（外転）、内側に伸ばす（内転）、外側にねじる（外旋）、内側にねじる（内旋）動きに分けられます。ねじりや内転、外転などいろいろな動きが組み合わされて大きく動く関節となっています。

ケース4　肩こり

↓首こり・肩こりの基本ストレッチ（32P）、肩甲骨のストレッチ（34P）、肩の後ろ側のストレッチ（35P）、胸開きストレッチ（39P）、肩の前後のストレッチ（40P）

よく私たちは肩こりになりますし、肩こりを訴えて外来を訪れる方も少なくありません。肩こりの原因はよくわかっていませんが、いろいろな要素が含まれるようです。

肩こりには、頭から背中までかなりの広がりがありますが、肩関節が悪いことが原因である場合は少ないようです。でも肩の悪い人には首の問題があるという報告もありますし、首と肩は近くにあって神経がつながっていますから、肩も無視できません。

人間が二本足で立って歩くようになったために、中身の詰まった約10kgもある重い頭を支える首の労働は、やはり大変なものなのでしょう。さらにパソコンやスマートフォンの使用により目が疲労するとともに、姿勢も悪くなり、ストレス社会の中で精神的緊張も起こり、それが筋肉の緊張を悪化させます。

また二本の腕の先にある発達した手は、人間としてすばらしい仕事を成し遂げますが、その手の付け根は受け皿のしっかりしない肩関節であり、肩関節の一方をなす肩甲骨は、背中に張り付いて筋肉で支えられているだけなのです。

つまり、**首の周囲から両肩にかけての筋肉の緊張が高まって不快を感じる状況が「肩こり」**といえるでしょう。ですから筋肉の緊張を高めるような精神的緊張、悪い姿勢、同じ姿勢の持続、また筋肉疲労や冷えなどは、肩こりを起こしたり悪化させることになります。

肩甲骨をぶらさげる肩甲挙筋《けんこうきょきん》という筋肉は「肩こり筋」として有名です。首のまわりに複数の筋肉があり、それらの疲労や筋緊張の高まりは、首の後ろのこりや頭重感につながります。首から背中に広くついている僧帽筋《そうぼうきん》も大切な肩こり筋です。また肩甲骨を横から支える菱形筋《りょうけいきん》も肩こり筋でしょう。

つらい肩こりの対処法

首の周囲の組織は、二本足でバランスをとりながら移動する私たち人間の重い頭を支えているため、疲れます。**疲れると柔軟性もなくなります。**また、人間は二本足でバランスをとりながら移動するため、首の横からぶらさがっている両方の腕の重さを支えなくてはなりません。そうなると首のまわりだけでなく、首から肩をぶらさげる組織も疲れます。

両方の肩甲骨も全体が筋肉に覆われて腕と一緒に動きますが、それ自体はやはり身体からぶらさがっている状態です。こうしてみると頭や腕や肩甲骨を支えている首から肩にかけて、とても疲れそうな状態にあることがおわかりいただけると思います。

年をとると肩関節の周囲も硬くなりますが、バランスよく硬くなるわけではありません。肩の後ろが硬くなりやすく、肩甲骨も上外に移動しやすくなります。肩甲骨の動きをよくすることは大切です。

また、人間は頭部にある感覚器、つまり目や耳や鼻からいろいろな情報を得て、頭で考えて行動します。椅子に座って仕事をするときにも、同様に頭と顔に位置するいろいろな感覚器から情報を得ることに神経を集中しながら、かつ手を動かし仕事をします。しかも情報の収集や手の運動は頭や腕を固定しながら行われます。このようにずっと同じ姿勢でいることは、とても疲れるのです。

テニスをやっている友人がいっていました。彼は右利きで、テニスもやはり右手でやっていました。ところが彼は左ばかり肩がこると嘆いていました。これも左腕から肩甲骨が、同じ姿勢で緊張していることにあてはまるといえます。

加えて、神経の集中やそれによる緊張や疲労、また、いわゆる精神的ストレスは、頭をさらに重く感じさせます。現代のストレス社会、コンピュータを多用した情報社会では、肩こりは減りそうにありません。だからこそ、ストレッチが必要なのです。

原則として、一日2、3回、1つの体操を10回を1セットとして1～3セットずつ、状態と時間の余裕をみながら行ってください。やりすぎもいけませんが、慢性の骨・関節の障害については、体操を習慣づけることが大切です。

ストレッチ以外に心がけたいこと

深呼吸には、リラックス効果があります。血液中の酸素の濃度が高くなって頭がすっきりします。また、深呼吸をすると、胸の周囲についている肋間筋《ろっかんきん》や胸の両側につく前鋸筋《ぜんきょきん》という、運動不足だとけっこう痛くなる筋肉のストレッチにもなります。

一方で、**大きな力を出さなくても、同じ姿勢や緊張を維持しないと保てないような姿勢の持続は、疲労疼痛《とうつう》の原因になりやすいので、注意が必要**です。先ほどお話しした、右利きのテニスプレーヤーが右腕は特に疲労を感じないのに、左腕から背中にかけてやけにくたびれる例が、まさにそうです。

冷えも避けるべきです。特に夏場、冷房のきいた部屋で一日中コンピュータに向かってキーボードを叩くような環境は避けたいものです。短時間でもよいですから頻繁《ひんぱん》に休みを入れて、身体を温めてストレッチを心がけましょう。

なお、基質的な問題があきらかな障害で、症状もあきらかな場合、原因を治す治療が大切です。肩こりだけでなく、しびれ、力が出ない、ぎこちないなど、付随している症状にも注意してください。

ストレッチを続けていても一向に改善が見られない場合は、専門医にかかって正しい診断（どこがどれだけ圧迫されているとか、現在の症状はどう説明できるかなど）をしてもらったうえで、今後の見通しをあきらかにすることが大切です。

ケース5　腕が上にあがらない（中年期）

↓五十肩のストレッチ①②（42～45Ｐ）

50歳前後に、特にきっかけがなく肩から腕にかけて痛くなり、腕があがらなくなる状態を総称して〝五十肩〟といっています。医学的には「肩関節周囲炎」と呼びます。

一般的に五十肩は放っておけば自然によくなるといわれていますが、私には少し疑問があります。

確かに放っておけば自然によくなる場合もありますが、なかなか痛みがとれなくてつらい思いを半年以上経験したり、気づいたときには肩関節が動かなくなってしまっていることも珍しくありません。

痛みの感じ方には個人差が大きく、痛みを感じはじめたときには、どうしようもなく肩が硬くなって、動きが制限されてしまっている場合もあります。

保存療法（手術など外科的治療を行わない療法）として関節を動かす運動と対症的な除痛療法を組み合わせて行うことが、あくまでも基本です。

しかし腕を上にあげるときに、肩甲骨のひさしの部分と上腕骨の骨頭部がぶつかって炎症を起こし、なかなかよくならないこともあります。ひさしと骨頭の間が狭い場合、インピンジメントによる障害といいます（インピンジメントとは「はさまれる」という意味）。

整形外科では、この「はさみこまれて障害を起こす」という考え方をよくします。しかし、はさまれると誰でも必ず障害を起こすというわけではないこと、また、ずっと障害が続くわけでもないことを、頭に入れておいてください。

いずれにせよ、五十肩を改善するためには、肩関節の動きをできるだけ正常にすることが必要です。

五十肩の痛みと別れる方法

五十肩で特徴的なのは、寝ていて目が覚めてしまう痛みです。

この原因はいくつか考えられます。寝ているときに無意識のうちに肩を下にして、起きているときにはしない力をかけてしまうこと、仰向けに寝ると肩関節が後ろ側に落ちこむような力がかかること、冷えて動きが悪くなることなどが考えられますが、厚めのタオルで肩全体を後ろから前まで包み、保温と肩に無理な動きをさせないようにすることもよいでしょう。

肩関節用の保温サポーターも市販されていますので、そういったものを使ってみるのもひとつの方法です。

痛みがあるとどうしても動かさないようにしてしまいがちですが、安静は必ずしもよくありません。少しずつでもストレッチを行うようにしてください。ただ、無理をしないほうがいい時期もあります。五十肩に限らず、急性期で痛みが強い場合は安静にします。しかし安静をとりすぎると、特に肩ではとても強い関節の運動制限をもたらす危険性があります。なるべく腕の角度を変えずに、肩関節の周囲の筋肉に力を入れることが大切です。

ケース6　腕がしびれる

↓首こり・肩こりの基本ストレッチ（32P）、五十肩のストレッチ①②（42〜45P）

首から腕にかけて、血管と神経の束が出ていきますが、それらの血管や神経の束は、鎖骨と一番上の肋骨の間で血管が圧迫されたり、神経がストレッチされることで、腕全体のしびれや痛みを招くことがあります。これが「胸郭《きょうかく》出口《でぐち》症候群」です。

このような症状を起こす方のうち80～90％は、ストレッチされるタイプで、なで肩の若い女性に多いといわれています。電車のつり革を握っていると手がしびれてくるのが典型的な症状ですが、病態がはっきりしないこともあります。このような症状にも、「首こり・肩こりの基本ストレッチ」「五十肩のストレッチ①②」をおすすめします。

胸郭出口ばかりでなく、首から手の先までのいろいろな部分で、血行が悪くなったり、神経が圧迫される可能性もあるので、そんなときにもおすすめです。

ケース7　腱板損傷

肩関節は、肩甲骨と鎖骨を介して、身体にぶらさがっている上肢（肩から手まで）の根本にある、動きのとても大きな関節です。腕をあげるためには、肩甲骨を上下にとりまいている筋肉がとても大切です。それらの筋肉は一緒になって「腱板《けんばん》」という薄い腱様の膜になり、肩をあげる動きをスムーズに行っています。

何らかの素質があって老化や外傷が加わると、その腱板が傷つき、腕があがらなくなることがあります。これが腱板損傷です。腕があがらないことで非常に困ったり、痛みがそのために強い場合は、切れた部分を縫い合わせたりする手術が行われます。

ケース8　肩関節脱臼・亜脱臼

肩を打ったり腕をとられて転倒したときに、肩関節がはずれることがあります。完全にははずれなくても、はずれかかることもあります。

一般的には身体の中にある関節のうち、はずれやすい関節は多くはありませんが、肩関節はその中でもはずれやすい関節です。一度肩関節がはずれると、とても癖になりやすいのです。特に若いうちにはずれると高い確率で癖になります。関節周囲の筋肉を鍛えることは再発を防ぐために必要ですが、十分ではありません。したがって、このような関節の脱臼《だっきゅう》自体を治療するには、やはり外科的な治療が有用です。

腰痛の基本ストレッチ

慢性腰痛

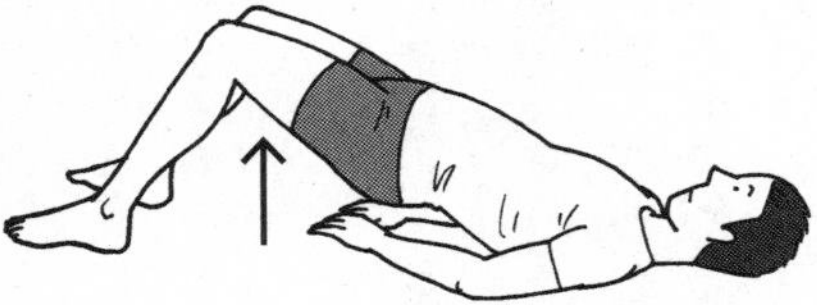

1 仰向けに寝て、両膝を 90 度以上曲げ、両手をお尻の下に置く。
2 ゆっくりお尻を持ちあげ、手のひらから身体が離れたらそのまま 5 秒保ち、ゆっくり元に戻す。
＊ 2 の動きを 10 回繰り返す。

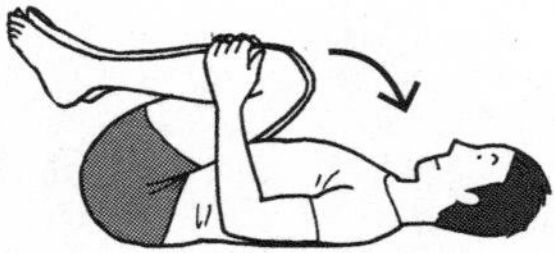

1 仰向けに寝て、両膝を曲げてゆっくり両手で抱える。
2 腰やお尻に突っ張りや痛みを感じたらそこで止めて 5 秒保ち、元に戻す。
＊ 2 の動きを 10 回繰り返す。

腹筋強化トレーニング

慢性腰痛

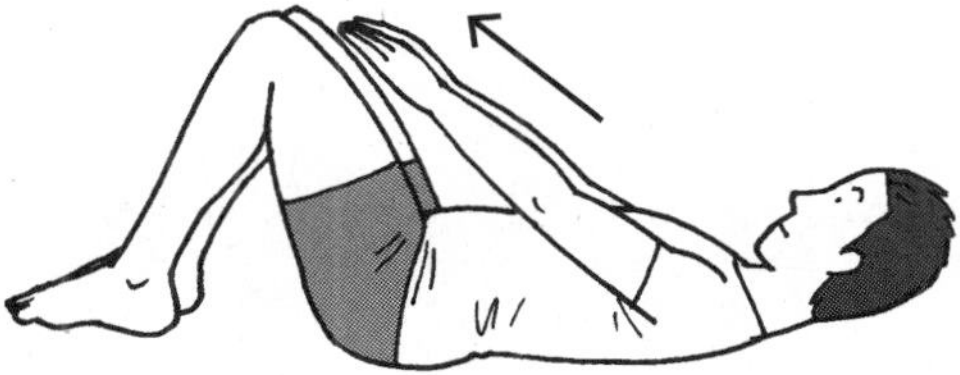

1 仰向けに寝て、両膝を 90 度以上曲げ、手を足のほうに向かって伸ばす。
2 ゆっくりお腹に力を入れ、首が持ちあがる程度に力が入ったら 5 秒保ち、ゆっくり元に戻す。
＊ 2 の動きを 10 回繰り返す。

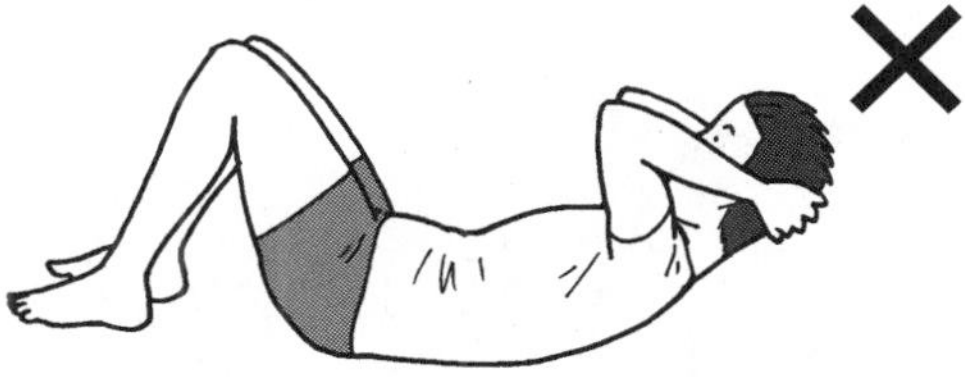

〈注意〉

首を曲げすぎず、身体を起こしすぎないこと。また、両手を頭に当てたり腕を組んで行うと、勢いがついて負担が大きくなるのでＮＧ。

腰ひねりストレッチ

慢性腰痛

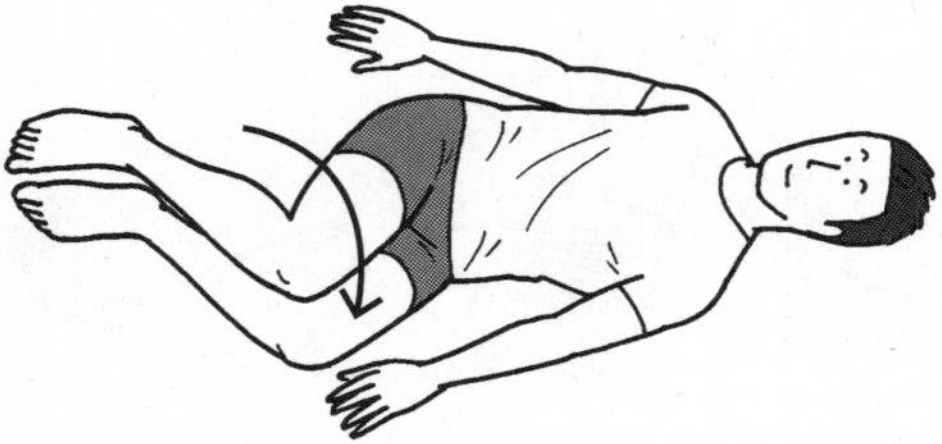

1 仰向けに寝て、両膝を 90 度くらいに曲げ、手を身体の横に置く。
2 ゆっくり膝を左に倒し、腰の部分が突っ張るところで止めて 5 秒保つ。
3 ゆっくり正面に戻り、両膝を右に倒す。
＊ 左右交互に 10 回繰り返す。

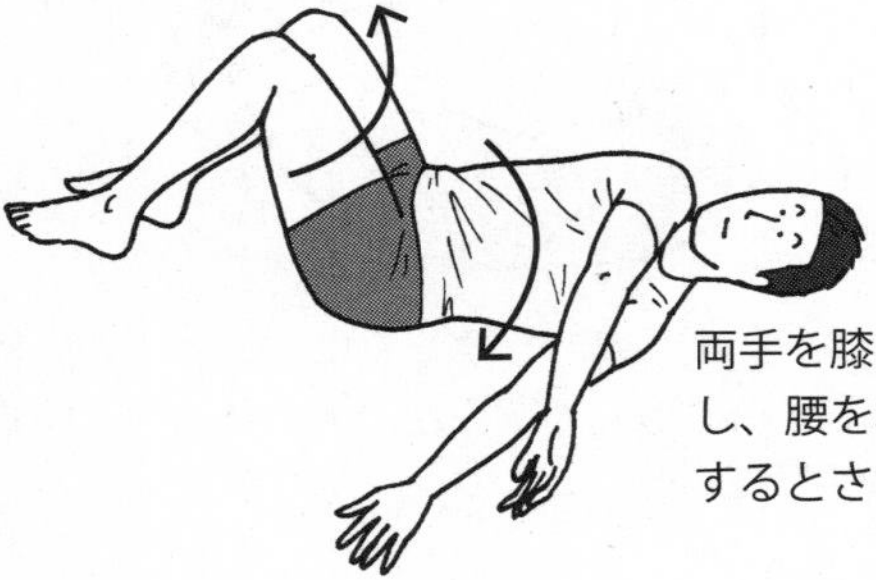

両手を膝と反対側に倒し、腰をねじるようにするとさらに効果的。

前もも強化トレーニング

慢性腰痛

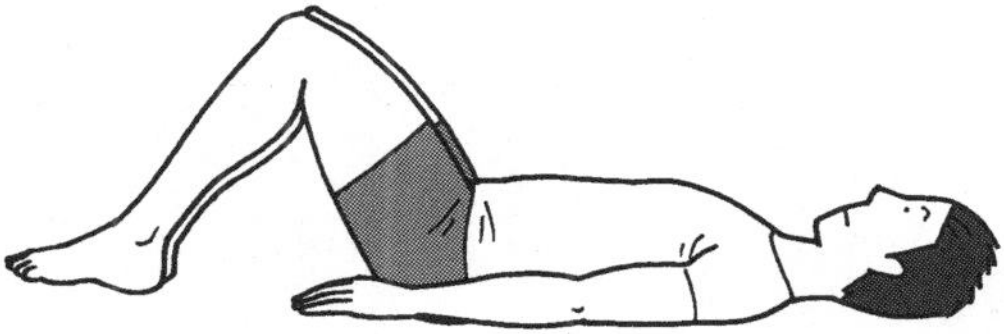

1 仰向けに寝て、両膝を 90 度くらいに曲げ、手を身体の横に置く。

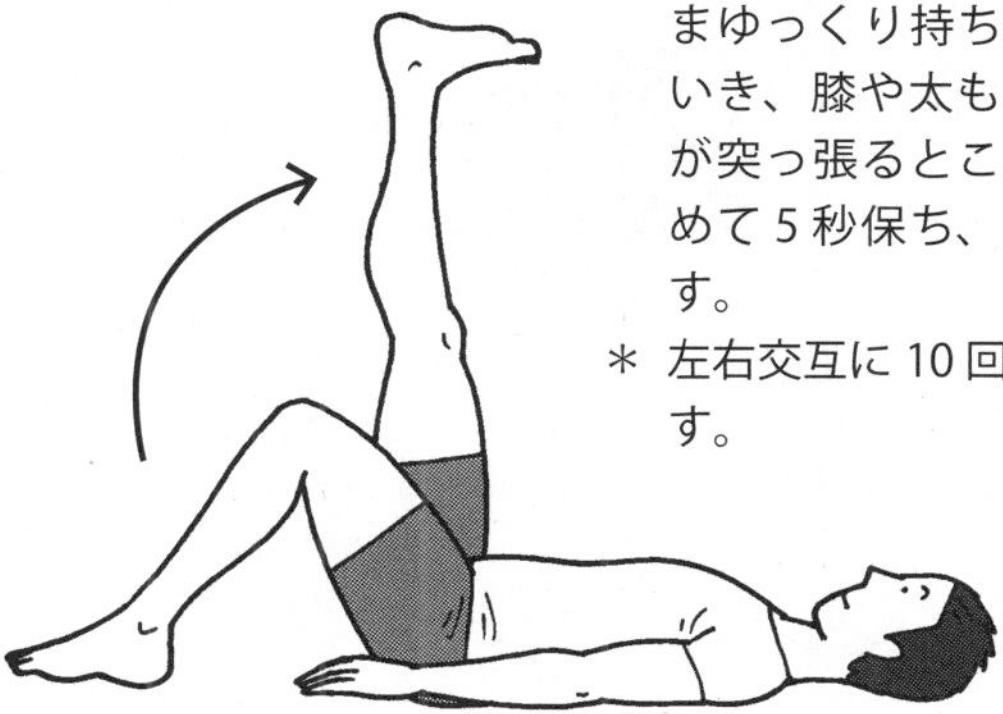

2 右足を膝を伸ばしたままゆっくり持ちあげていき、膝や太ももの裏が突っ張るところで止めて 5 秒保ち、元に戻す。

＊ 左右交互に 10 回繰り返す。

マッケンジー法

ぎっくり腰

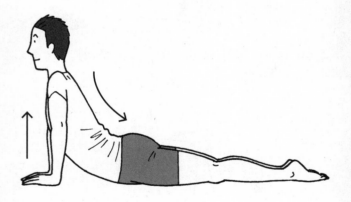

1 床に両手をついて腕を伸ばし、足を床につける。
2 両腕で上半身を支えながら腰をそらせて 10 秒保つ。

1の姿勢をとるのが難しい場合は、床に肘をつけて行ってもよい。

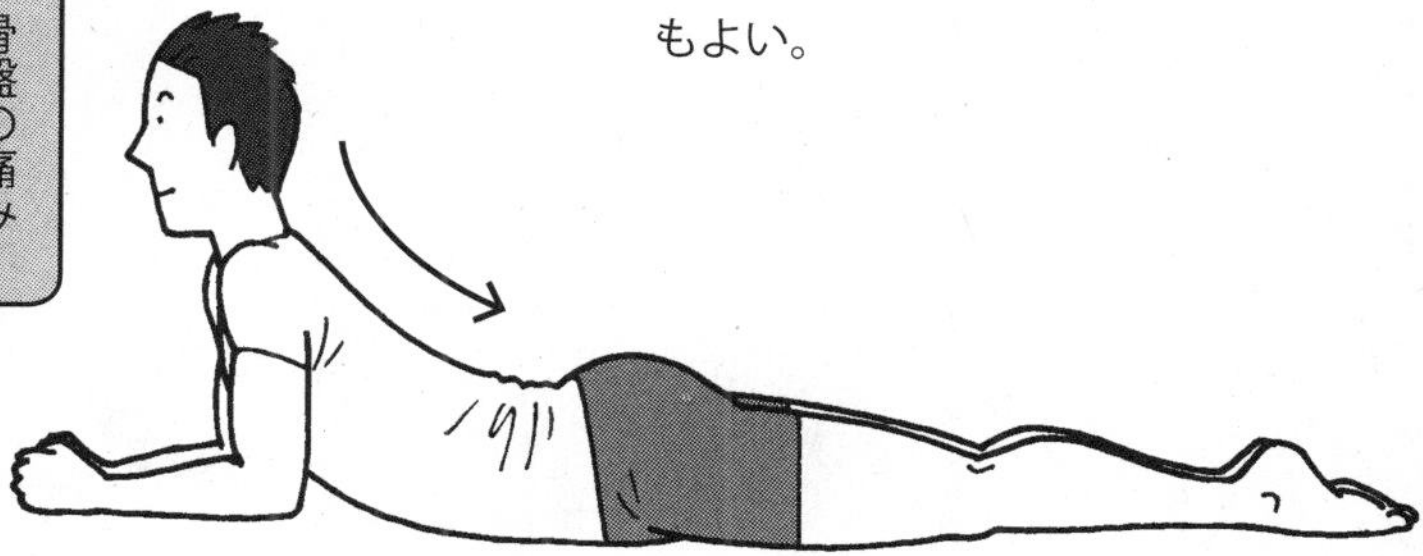

股関節痛の基本ストレッチ

股関節まわりのこり、変形性股関節症（軽度）、臼蓋形成不全（軽度）

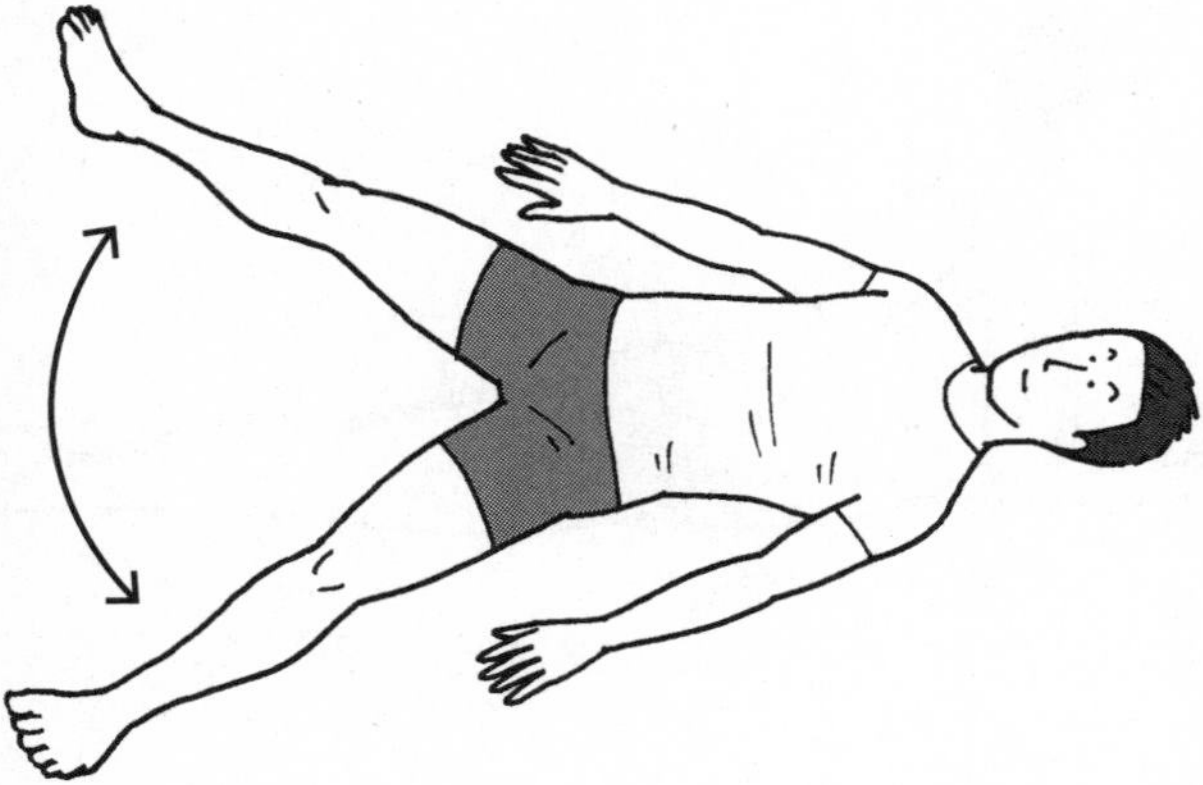

1 仰向けに寝て、ゆっくりと両足を痛みの感じるところまで開いた後、閉じる。

＊ 10回を1セットとして、1～3セット行う。

お尻のストレッチ

股関節まわりのこり、変形性股関節症（軽度）、
臼蓋形成不全（軽度）

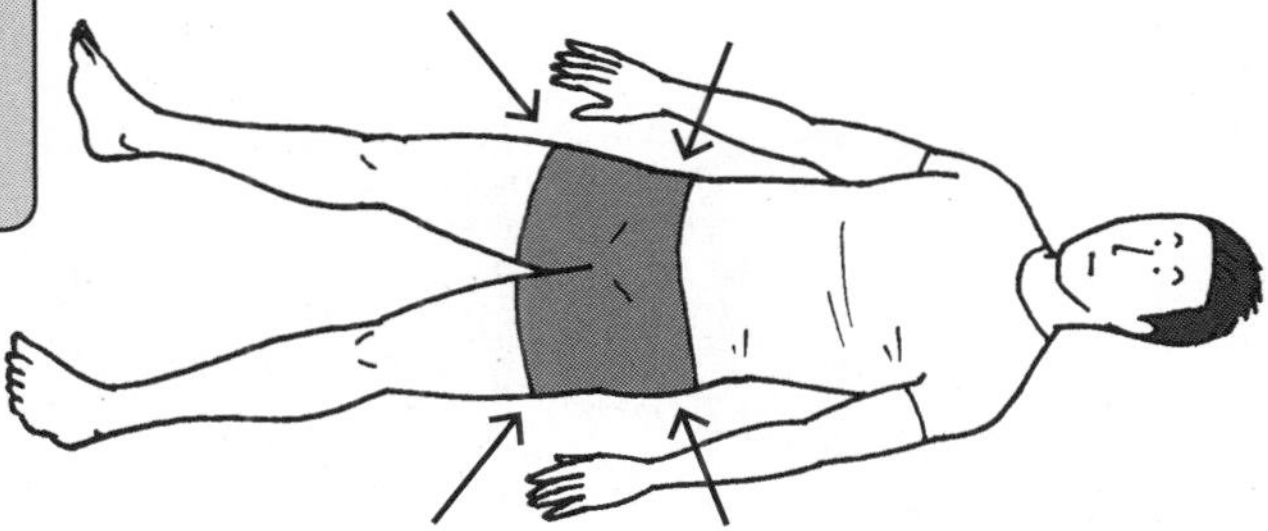

1 仰向けに寝て、両足を 15 ～ 20 度開く。
2 お尻の筋肉を中央に寄せる感じで、ゆっくり、思いきり力を入れて 5 秒保った後、ゆるめる。
＊ 10 回 1 セットとして、1 ～ 3 セット行う。
うつ伏せで行うと、より力が入りやすくなる。

〈注意〉股関節の変形が強い人は行わないでください。

足の振り伸ばし体操

股関節まわりのこり、変形性股関節症（軽度）、
臼蓋形成不全（軽度）

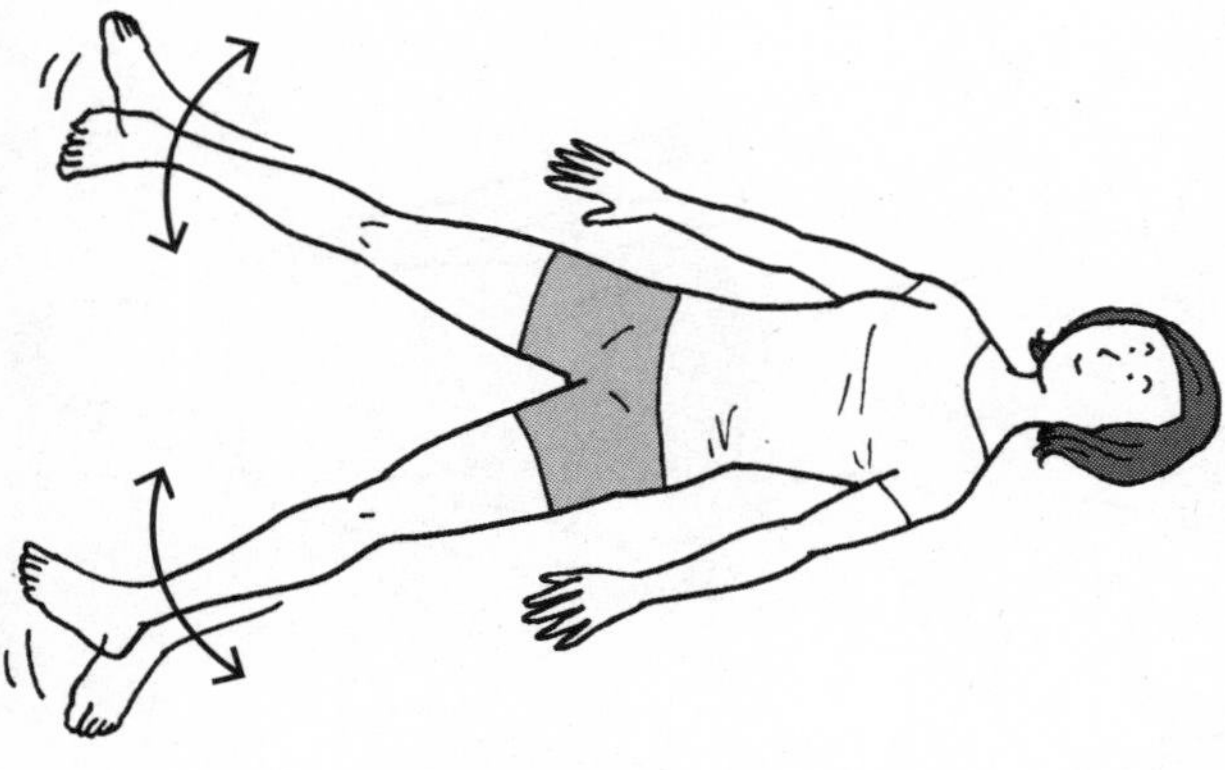

1 仰向けに寝て、両足を 30 度程度開く。
2 両足をブラブラと振るように左右に動かす。
＊ 2 の動きを 100 回くらい繰り返す。

〈注意〉股関節の変形が強い人は行わないでください。

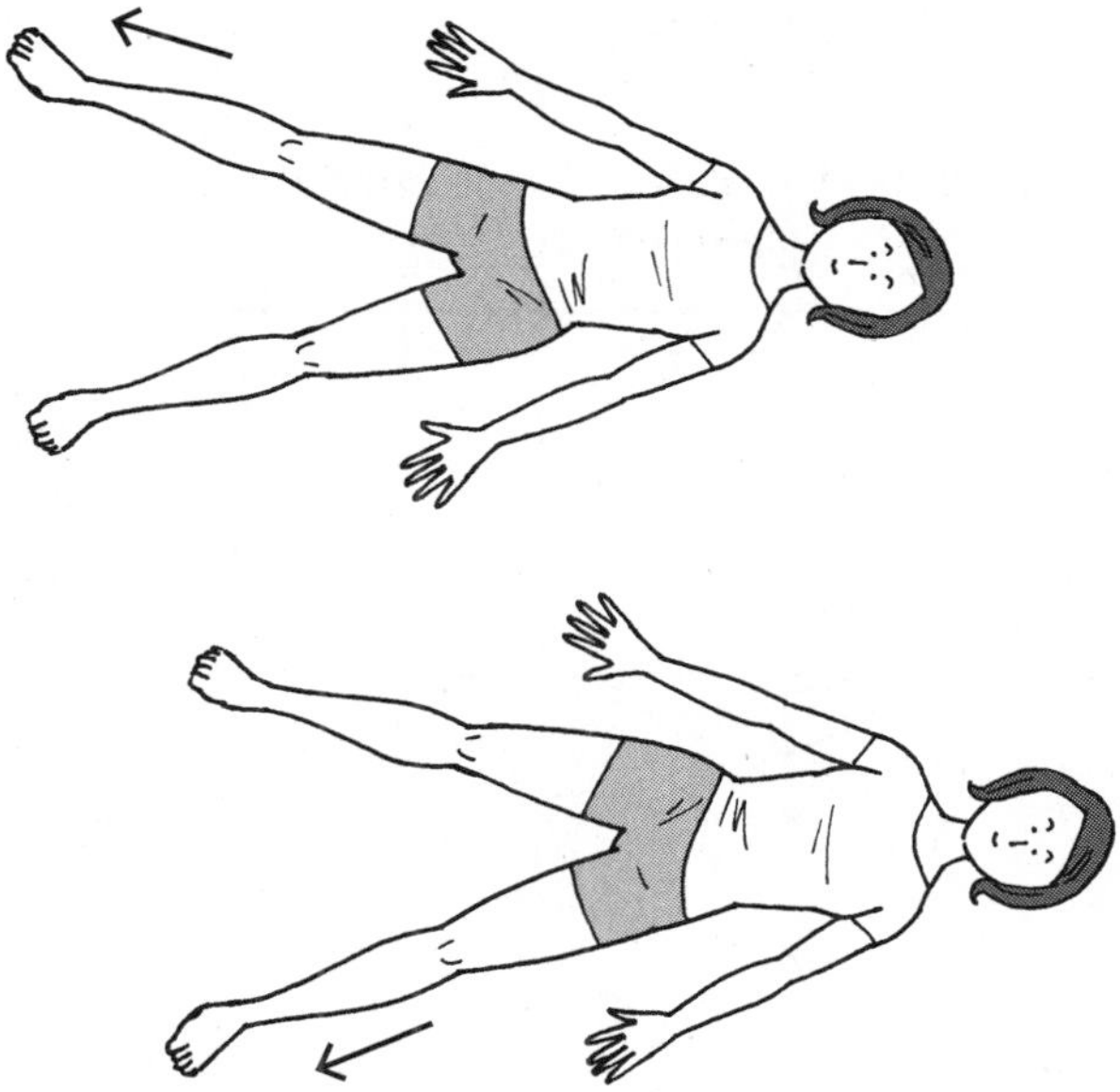

3 足を付け根から動かして、下に伸ばすように、片足ずつ交互にあげさげする。

＊ 3 の動きを 10 秒程度行う。

〈注意〉

ストレッチでかえって徐々に痛みが強くなるようなら中止し、専門医を受診してください。

足の筋力強化トレーニング

股関節まわりのこり、変形性股関節症（軽度）、臼蓋形成不全（軽度）

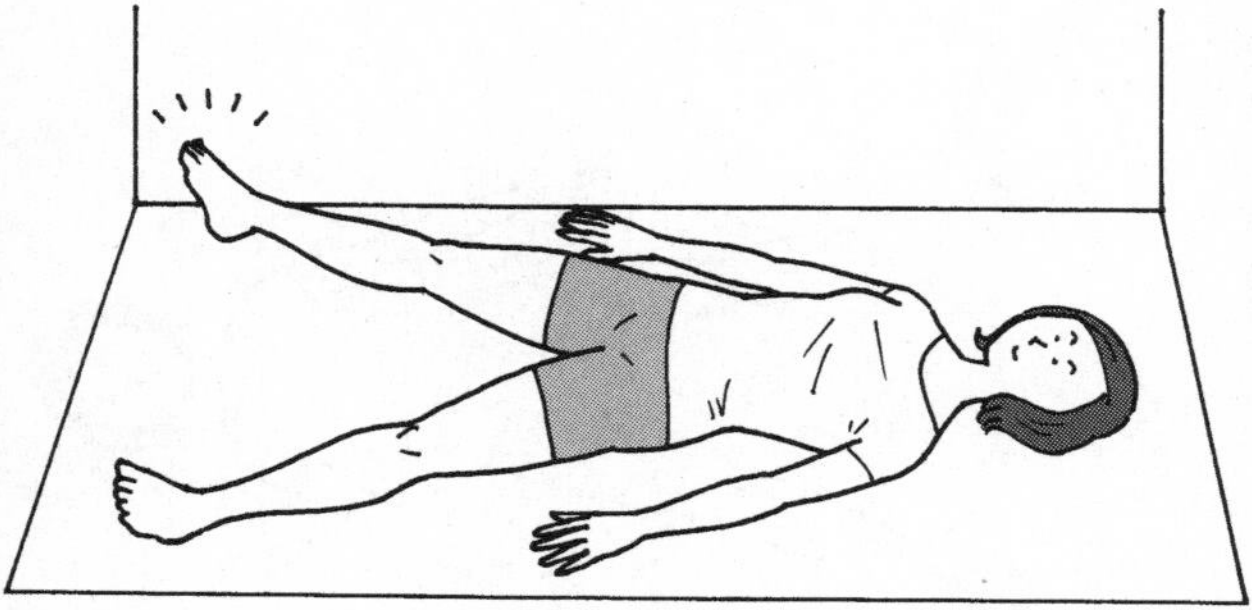

1 壁沿いに仰向けに寝る。
2 足を広げて片足を壁に向かって押し付け、お尻に力を入れて5秒保つ。
＊ 10回1セットとして、1～3セット行う。

腰の動きとしくみ

腰部の動きは前後の曲げ伸ばし、左右のねじり、そして左右（横）の曲げです。

腰の骨は通常5つあります。また、腰と腰の骨の間には、前のほうに椎間板があります。椎間板は線維の輪でできており、中に髄核《ずいかく》というゼリー状の内容物が入っています。まわりの筋肉と助け合って腰に対する大きな負荷を柔軟に支え、スムーズな動きを確保します。

この中身である髄核が後ろに飛び出して、足に向かう神経を圧迫した状態が、椎間板ヘルニアです。腰骨の中央部には脳からつながる脊髄が、足にいく神経となって存在しています。その後ろには左右の関節と腰を支える靭帯や、筋肉がくっつく骨の出っ張りがあります。

腰椎の後ろを支える関節も、複雑に連結し合う筋肉や靭帯のそれぞれも、痛みの原因になります。

ケース1　慢性的な腰痛

↓腰痛の基本ストレッチ（64P）、腹筋強化トレーニング（65P）、腰ひねりストレッチ（66P）、前もも強化トレーニング（67P）

腰痛を訴えて外来にいらっしゃる患者さんは多いのですが、この腰痛も、代表的な疾患である腰椎椎間板ヘルニアでさえ、外科的な治療の対象となるのはそのうちせいぜい5％くらいです。ですからあなたが腰痛持ちの場合、腰痛と「うまくつきあうこと」がとても大切になります。

腰痛とのつきあい方も、基本は他の関節と同じだと思います。つまり、生まれ持った腰部の動きを十分に保つことと、力をつけておくことです。

やはり腰痛も診断がもっとも大切です。特に神経の症状、すなわちしびれや力の低下が強い場合には、長いこと放っておくことは危険です。逆にそのような神経の症状があきらかでない場合は、痛みが強いからといって、重症とは限りません。症状が強かったり、繰り返すようなら一度専門医の診察を受けましょう。また、たいして無理もしていないのにだんだん症状が重くなるような場合は、我慢しないで専門医を受診してください。

安静が必要なときもある

腰痛のある場合、痛いうちは腰を伸ばしておくことが基本だと思います。でも伸ばすととても痛みがひどい場合も少なくありません。特に曲げたとたんに腰の筋肉や骨への付着部をギクッと痛めた場合など、伸ばすととても痛いのです。

だからといって中途半端に腰を曲げているとなかなか治りません。腰をかがめないと生活には不自由ですが、曲げても不安感がなくなる程度まで曲げずに「安静」が必要です。

何事にも**安静にしてラクになるための時間が必要**です。これを忘れないでください。努力して早く治そうと考える方は、どうしてもやりすぎになる傾向があるようです。重い物を運ぶなど腰に負担がかかる職場環境の場合、負担を軽

腰・骨盤の痛み

くする工夫もしてください。

腰痛をラクにするには

ここで紹介するストレッチは、腰痛を持っていたり、痛みを繰り返す方のための、安全な最低限の体操です。朝と晩、起きあがる前と寝る前にすることをおすすめします。

この動きは、筋力をつける運動と腰部を伸ばす運動の組み合わせです。順番は気にしなくていいですが、ゆっくりと腰を伸ばしてから力を入れましょう。

ストレッチ以外に、普段の生活にも注意が必要です。いきなり重い物を持たないこと、冷やさないこと、座ったままでいないこと。また車の運転をする場合には、シートの硬さに十分注意してください。ベッドや布団も柔らかすぎないほうがよいといわれていますが、寝ていて痛みを強くしないものならば、自分でもっとも心地よく感じる寝具でよいと思います。

運動不足、寝不足、疲労、慣れない作業……腰痛は忘れた頃にやってきます。

ちょっとしたことでも準備運動をすると、予防に効果的です。準備運動として、このストレッチをゆっくり行うのもおすすめです。

ケース2　ぎっくり腰↓マッケンジー法（68P）

急に腰が痛くなった場合、「ぎっくり腰」といいます。しかし、ぎっくり腰は症状名で、診断ではありません。いろいろな原因がありますので、原因をあきらかにすることが必要です。

まず柔軟性を回復させる前に、背中や腰の後ろの筋肉、つまり背筋や腰筋をあまり曲げたり伸ばしたりしないで適度に鍛えることがおすすめです。

特に腰を不用意に大きく曲げることは慎んでください。痛みが強いうちは、痛くてもある程度、腰を意識的に伸ばしておくことをおすすめします。たとえ痛くても、腰を伸ばしておくことが腰の安静につながります。腰痛の原因が腰の前のほうにある、つまり椎間板や椎間板ヘルニアの場合には、腰をかがめることでその負荷を増してしまうからです。重い物を抱えたりすれば特に負担がかかります。

また、腰の後ろのほうが痛みの原因である場合には、腰をまっすぐに伸ばしておくことで、腰の後ろの関節の周囲の負荷を減らしますし、腰の周囲の筋肉や靭帯に対しても負荷を減らせます。そらせる必要はありませんが、どうしても痛くて曲げてしまいがちなので、注意が必要です。

実は私も腰痛持ちなのですが、私の場合、**マッケンジー法**がとても即効性があり、有効だと感じています。**予防として日頃から行うのもいいですし、痛みがあるときにも役立ちます**。68ページでやり方を解説していますので、ためしてみてください。また、ぎっくり腰を繰り返す方は、一時的に市販されている腰痛用のベルトを使うのもいいでしょう。

急性期の痛みがおさまってからは、徐々にストレッチ系の体操を加えていくようにしましょう。

ケース3　椎間板ヘルニア

椎間板ヘルニアが腰痛の原因であると診断されても、やはりその患者さんが手術を必要とするくらいのケースは5％程度です。

ヘルニアの腰痛の場合、腰をかがめたり重い物を持ったりすることは腰への負担を増すため、他の腰痛同様によくありません。腰の骨の後ろ側に痛みがある場合に加えて、ヘルニアなどの前側の痛みには、座っていること自体もつらいようです。腰の後ろの障害による痛みの場合よりは、腰をややかがめておくほうが、椎間板に対しては安静になることもあります。

神経を圧迫しているヘルニアでも時間が経つと大きさが小さくなったり、炎症がおさまることによってラクになることも多いようです。腰のヘルニアで圧迫される神経の束は合わさって「坐骨神経《ざこつ》」になります。ですから腰のヘルニアで起こるお尻から足の痛みは、坐骨神経痛を招きます。

ヘルニアだからといって「もう手術しなければ治らない」とあきらめる必要はありません。しかし一方、症状がラクになったからといって「完全に治って今後も安心」というわけにもいきません。

それは、まずヘルニアになった椎間板の場所が完全に治りきらないこと、また椎間板の中身が出てしまうと、椎間板の本来の性能が衰えること、またヘルニアを起こした人は他の場所にもヘルニアを起こしやすいことなどがあるからです。一度、骨・関節に障害を持つということは、一生それとうまくつきあっていかなければならないということも少なくないのです。

また、一度ヘルニアになってしびれや筋肉の力が落ちてしまった状態でそのままにしておくと、たとえ後になって手術を受けても、その症状自体はあまり変わらないこともあります。それはヘルニアによって神経の一部がダメになってしまったことを示しています。一度ダメになった神経は完全には元に戻らないのが現状です。

骨・関節のケガや病気は治ったらもう起こらないものではなく、一度起こったら注意してうまく使っていき、再発を防ぐように努力する、と考えるのが現実的です。逆に一度起こってしまった関節の障害でも、うまく使うことによって、よくなる力を私たちは持っています。悲観しすぎる必要もありません。

手術後に注意したいこと

腰痛のために手術する場合でも、手術の目的は、傷害された神経を助ける・圧迫を取り除くことに主眼に置くことが多いです。また、手術では、生まれ持った筋肉や腱・膜、ときには関節の一部も傷つける必要があります。一部を動かさないように止めてしまうこともあります。そうすると、止めた上と下での負担は当然高くなります。

このように手術を受けた方は、その後の経過が良好であっても、腰痛を我慢できている方よりも、やはり重症かもしれません。手術後にも問題は残されていると自覚していたほうがよいでしょう。

手術の切った部分の痛み・違和感はもちろんのこと、切った後に元に戻した筋肉や腱・膜がなじむことも必要です。筋力も一時的には落ちてしまいますから、手術前よりもコンディションを高めに維持する努力が欠かせません。

股関節の動きとしくみ

股関節からくる痛みは股関節の前のほう、つまり鼠径部《そけいぶ》に感じたり、後ろのほう、つまり臀部《でんぶ》に感じたりします。膝のほうに感じて膝痛と間違われることもあります。また、腰と股関節は身体の中心として強いつながりがあります。その間にあるのが仙腸関節《せんちょう》です。仙腸関節の動きは小さく、骨盤の痛みにおける大切さはよく理解されていません。しかし重要な関節であることは事実です。どこの関節の痛みについても、関節可動域が正常に保たれることは大切です。

股関節は、丸い大腿骨の頭部を、お椀をかぶせるように、骨盤にある臼蓋（寛骨臼蓋）という骨のくぼみにできた関節の受け皿が、とてもしっかりと支える構造になっています。

正常な股関節の動きは、足を前後ろに出す屈曲と伸展、足を広げたり閉じたりする外転と内転、あぐらをかいたり横座りする外旋と内旋と、大きな回転運動ができる関節です。

このように股関節は、本来はとても動きの大きな関節ですが、体重を受けるための機能だけを取り出せば、あまり大きな動きを必要としないようです。

その証拠に、股関節は固定しても日常生活を送れるのです。高度の股関節機能障害を持った若い活動的な患者さんでは、治療として関節を動かないようにしてしまう固定術を選択することがあります。固定術を受ければ股関節としてはまったく動かないわけです。それでも腰や膝、足、反対側の股関節が正常に働けば、ほとんど日常生活で困らないといわれています。

痛みをごまかしにくい関節

股関節は本来構造がしっかりしていて、動きは大きいのですが、〝あそび〟が少ない関節だけに、**悪くなりはじめて痛みが出ると、痛みをごまかしにくい関節**だと思います。それでも本来の関節の動きを保つことと、関節周囲の力を落とさないこと、無理をして変形を悪化させないことの大切さは、股関節も例外ではありません。

股関節の覆いが悪い方でも、やはり手術するほどではないと判断されたら、私はストレッチや無理のない筋力強化が有効だと考えます。また、年齢的に、そして変形のパターンや程度から現在行う手術がない方も、仕方ないと放っておかないで、少しでも悪化させない努力は必要です。

ケース4　変形性股関節症と臼蓋形成不全

↓股関節痛の基本ストレッチ（70P）、お尻のストレッチ（71P）、足の振り伸ばし体操（72P）、足の筋力強化トレーニング（74P）

変形性股関節症は、股関節の老化現象によって関節機能が低下した状態を指します。頻度は膝関節のそれと比較するとずっと少ないようですが、珍しくはありません。けっこう多いものです。

先に述べましたように、足の付け根にある股関節は、球形の大腿《だいたい》骨頭を臼蓋《きゅうがい》という骨盤のくぼみがぴったりと覆って支えるような関節の形をしています。動きは大きいのですが、あそびの少ない関節です。そのためだと私は思っていますが、一度股関節が変形するとなかなか症状に対する〝ごまかし〟がききません。ですから股関節は外科的に治療する必要性が高い関節といえます。

日本人では人種的に臼蓋の覆いの悪い人が少なくありません。そのような臼蓋形成の悪い方を「寛骨《かんこつ》臼蓋形成不全」といいます。股関節周囲に何かちょっとした症状でも感じたら（痛み、重い感じ、疲れやすさやはずれるような不安定感など）、ぜひ一度レントゲンを撮ってもらってください。

レントゲンを撮って臼蓋形成があきらかに悪いようでしたら、注意が必要です。日本人の変形性股関節症の患者さんの基盤に、この臼蓋形成不全を持つ方が多いのです。どれだけ覆いが悪くて、どれだけ痛むのかは個人差があります。けれども臼蓋形成不全を指摘されたら、痛みをあまり我慢するのではなく、信頼できる専門医に相談することをおすすめします。

レントゲン検査で異常がなく、引っかかりもないようでしたら、とりあえず痛みを避けながら、股関節に悪くない練習を行うようにします。が、それでも症状がとれないようでしたら、もう一度専門医への受診をすすめます。意外に短期間に股関節が痛んでくる方も珍しくないからです。

手術的治療としては、若くて関節の覆いが悪い患者さんには臼蓋の覆いをよくする手術、高齢で他によい治療がない方には、人工関節がおすすめです。そのどちらにも合わない患者さんに対するよい手術療法は、なかなか難しいかもしれません。この本で紹介しているストレッチで、悪化させないようにする努力が大切です。

おすすめは水中での運動

股関節は体重のかかる関節の障害ですから、太ることは要注意です。そのためには運動が効果的ですが、股関節に負担のかからないものを選びましょう。**体重をかけずに運動するには、やはり水の中の運動が一番**です。ここでいう水の中の運動は、「水泳」ではなく、水中の歩行です。それもおへそより深いプールで歩いてください。そうしないと水の浮力が十分に活用できません。

胸までの深さがあれば、ほとんど体重は足にかからない計算になっています。

1回20〜30分を目安にして歩きます。これを一度に2、3回やってください。また、できる範囲でいろいろな歩き方をしてください。運動と同時に、股関節の動きもよくすることができます。どんな悪くなった関節でも、うまく働かせれば、よくなる力は残されています。

アクアビクスなどは、みんなで音楽に合わせて、勢いよく動かすのは楽しいかもしれませんが、骨・関節に障害を持つ方の運動方法としてはふさわしくありません。自分のペースで、休みを多く入れて続けることが大切です。

もうひとつおすすめできる健康法は**自転車**です。特に股関節の悪い患者さんには、自転車はラクなことが多いようです。股関節の悪い患者さんの移動手段としては、歩くより自転車がおすすめです。

身体に酸素を十分に取り入れるための自転車の乗り方は、20分くらいがひとつの目安です。身体のためには、ある程度脈拍数が高くならないと（最高の脈拍数の70〜80％まで）意味がないといわれていますが、骨・関節系の健康の維持には、続けられる強さで、定期的に続けることのほうが大切だと思います。

肘痛の基本ストレッチ①

物を持つと肘が痛むとき

1 肘を力いっぱい伸ばした状態で、手首を力いっぱい上にそらす。
2 そのまま5秒保つ。
＊ 10回が目安。

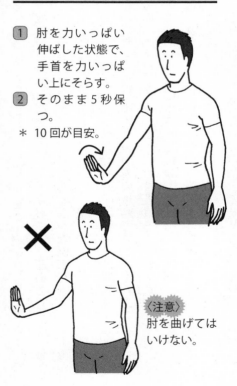

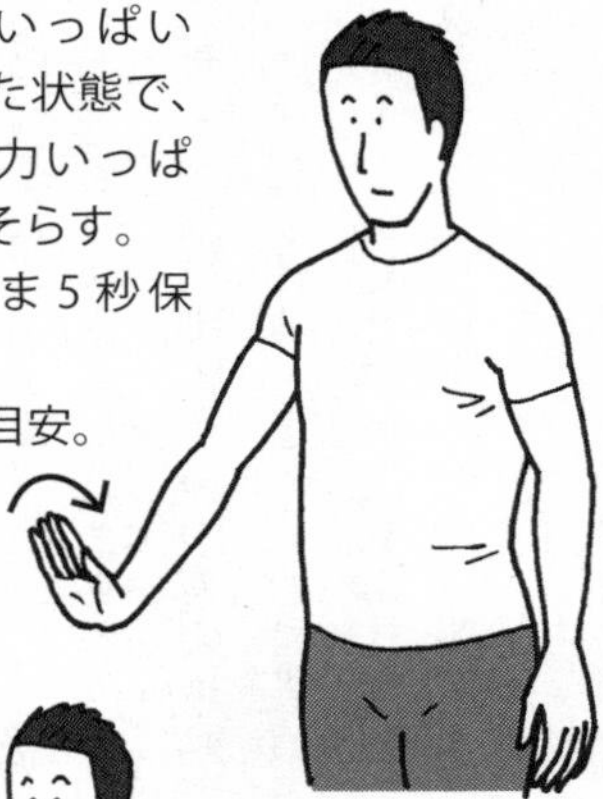

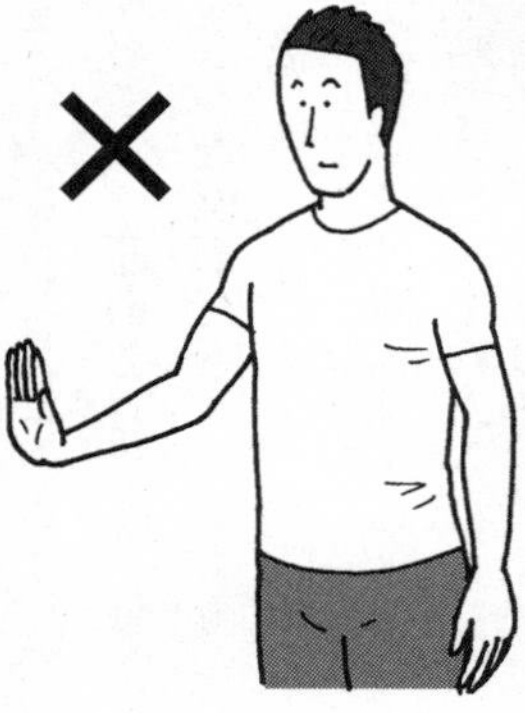

〈注意〉
肘を曲げてはいけない。

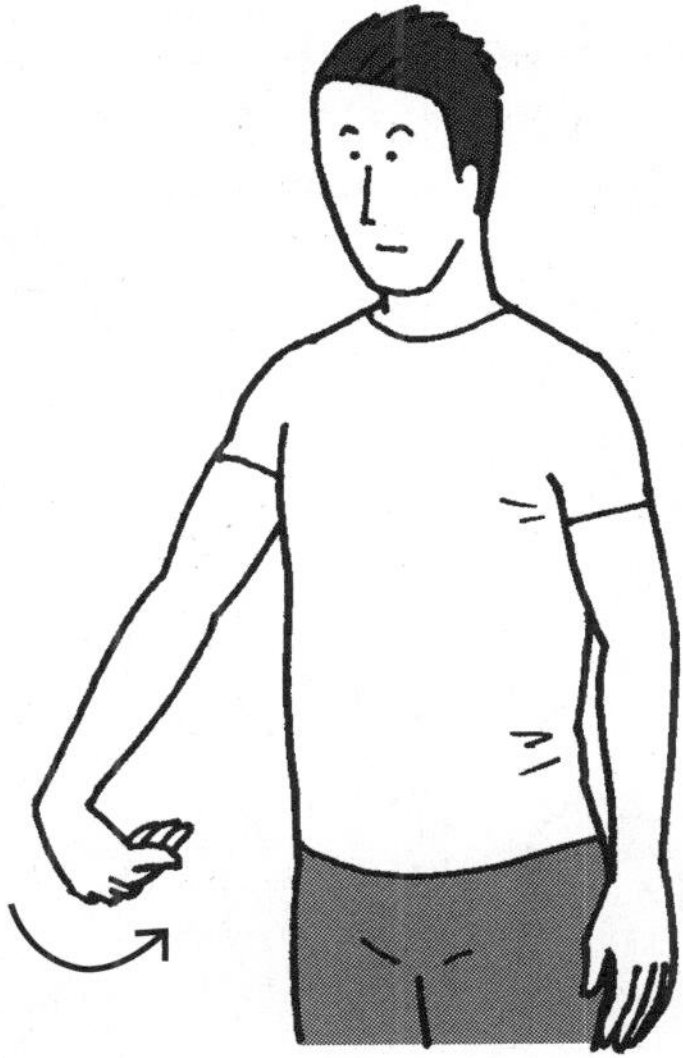

③ 肘を力いっぱい伸ばした状態で、手首を力いっぱい下に曲げる。

④ そのまま 5 秒保つ。

＊ 10 回が目安。

肘痛の基本ストレッチ②

物を持つと肘が痛むとき

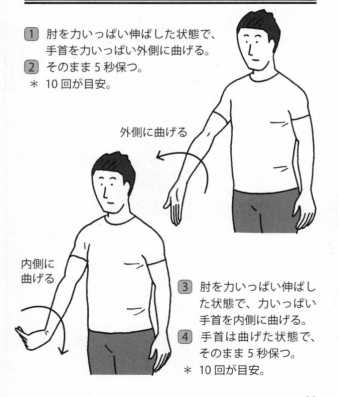

1 肘を力いっぱい伸ばした状態で、手首を力いっぱい外側に曲げる。
2 そのまま5秒保つ。
＊ 10回が目安。

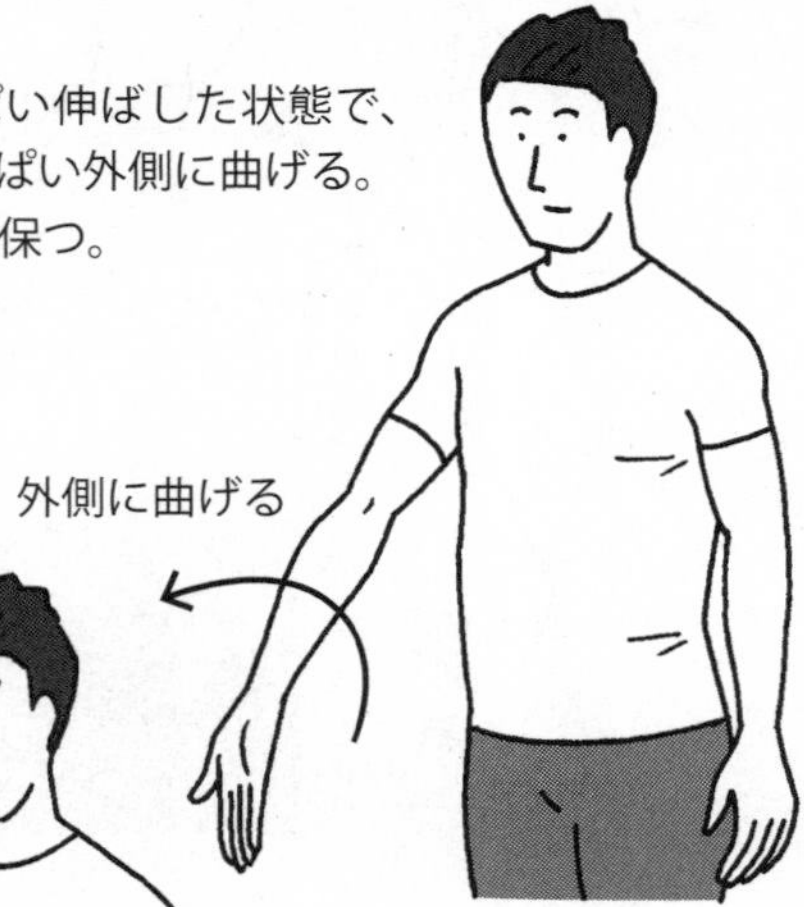

3 肘を力いっぱい伸ばした状態で、力いっぱい手首を内側に曲げる。
4 手首は曲げた状態で、そのまま5秒保つ。
＊ 10回が目安。

さらに効果を上げるコツ

肘痛の基本ストレッチ①②の後、ストレッチする腕を反対側の手でサポートしながら曲げる、伸ばす、まわすと、さらに効果的。ストレッチの準備運動として行うのもよい。

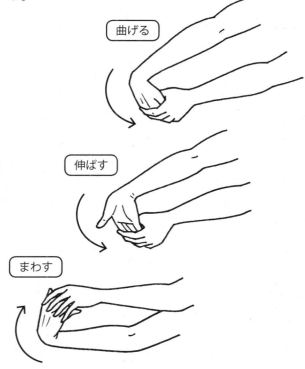

曲げる

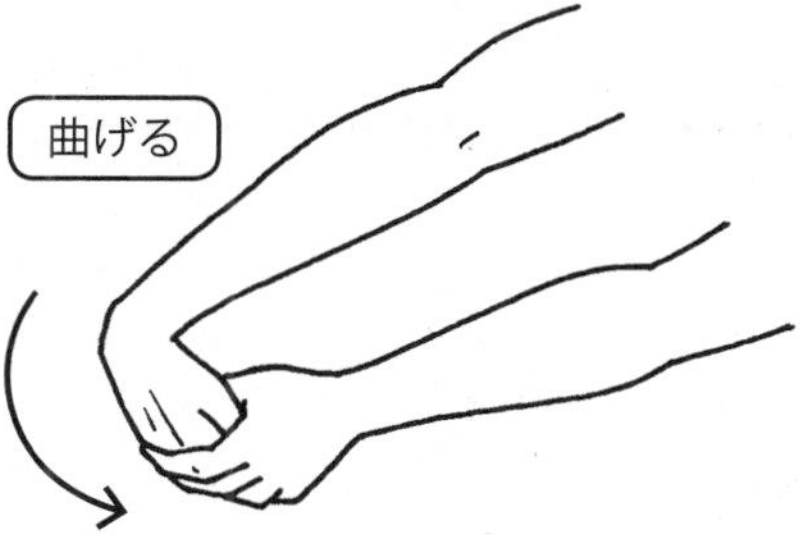

伸ばす

まわす

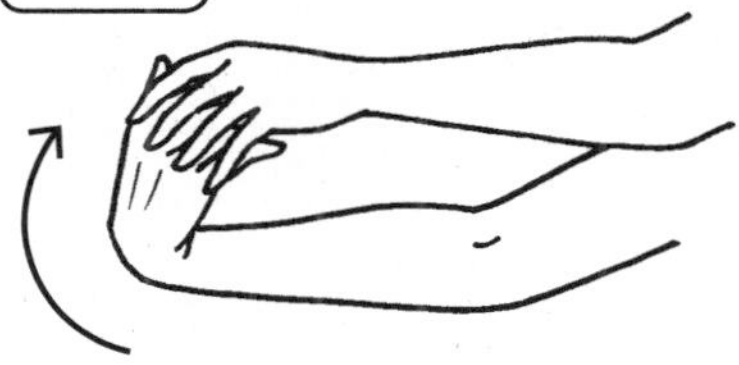

肘・手の痛み

手・指の基本ストレッチ

腱鞘炎、指の動きがぎこちないとき、
パソコン作業による手・腕の疲れ、
赤ちゃんの抱っこがつらいとき

1 手をゆっくり力いっぱい握り、そのまま5秒保つ。
＊ 10回1セットが目安。

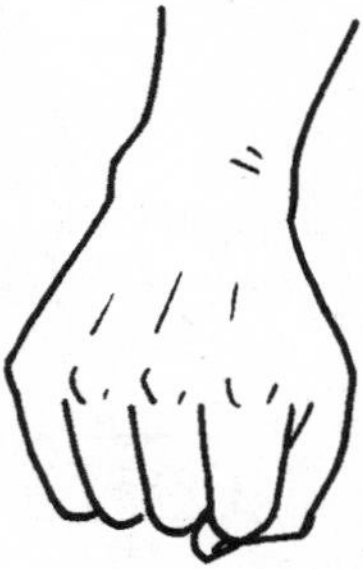

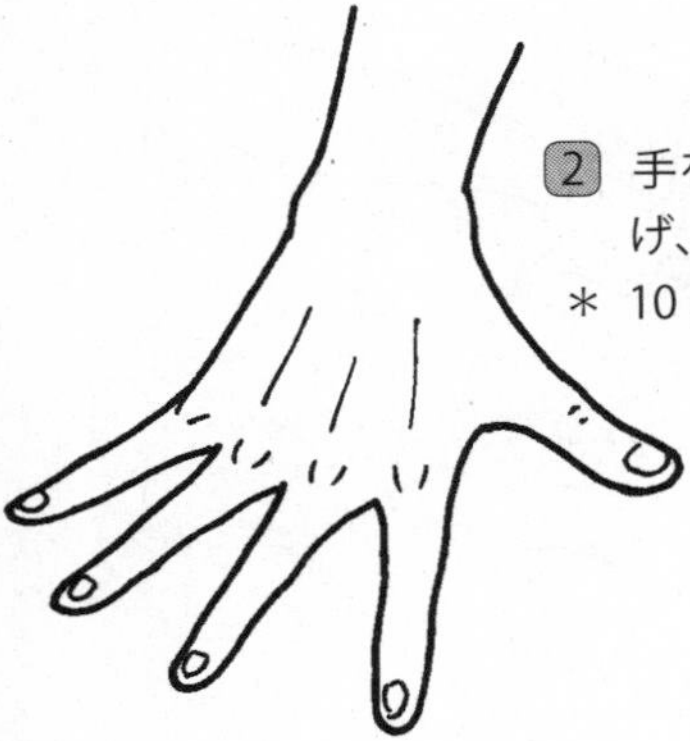

2 手をゆっくり力いっぱい広げ、そのまま5秒保つ。
＊ 10回1セットが目安。

③ 手をゆっくり力いっぱいそらして、そのまま５秒保つ。またゆっくり力いっぱい手を握って、手首を曲げて５秒保つ。

＊ 10回１セットが目安。

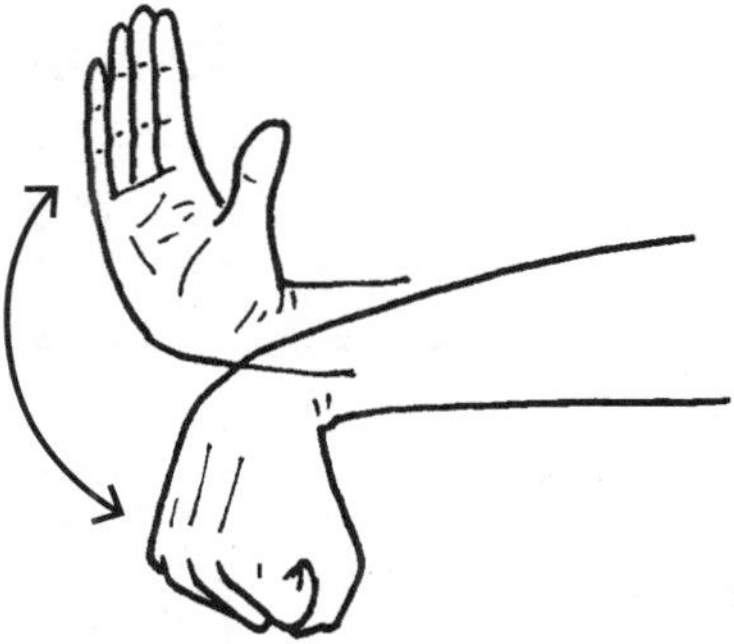

④ 手をゆっくり力いっぱい広げ、手首をそらして、そのまま５秒保つ。またゆっくり手首を曲げて、５秒保つ。

＊ 10回１セットが目安。

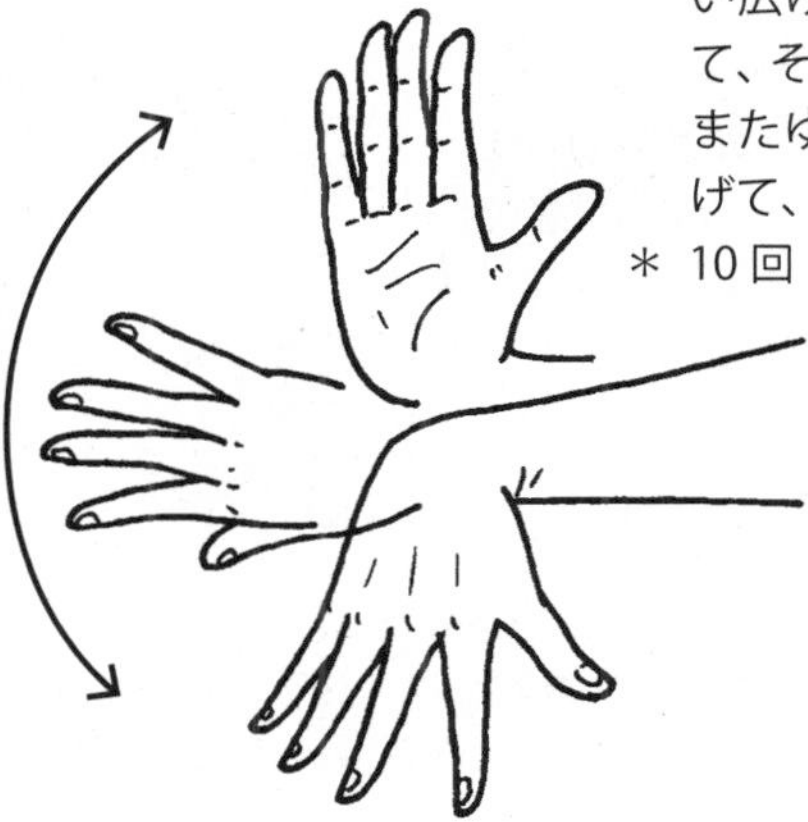

気になる指の痛みとりストレッチ

指の動きがぎこちないとき、パソコン作業による手・腕の疲れ、赤ちゃんの抱っこがつらいとき

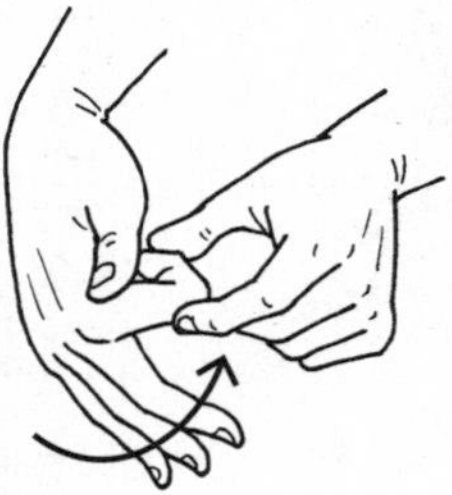

1 気になる指をゆっくり力いっぱい、反対側の手で補助するようにして、我慢できる範囲で曲げ、5秒保つ。
＊10回1セットが目安。

2 気になる指をゆっくり力いっぱい、反対側の手で補助するようにして、我慢できる範囲で伸ばし、5秒保つ。
＊10回1セットが目安。

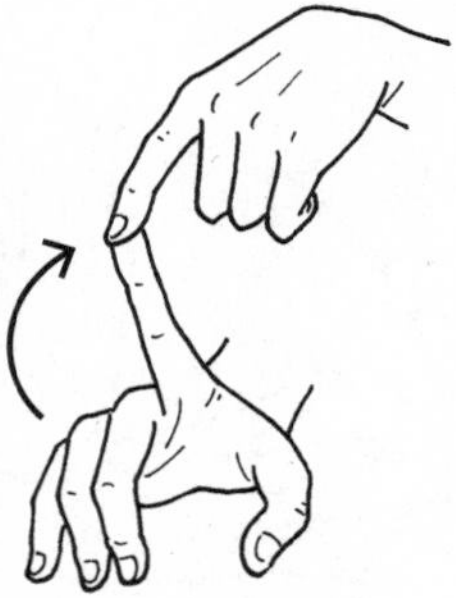

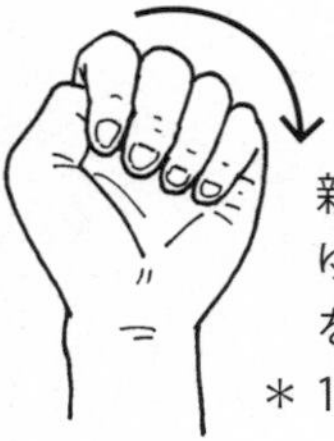

親指が痛いときは親指を中に入れて、ゆっくり力いっぱい握る。さらに手首を小指側にゆっくり倒して5秒保つ。
＊10回1セットが目安。

指の関節のストレッチ

指の関節痛や変形、ヘバーデン結節、ブシャール結節

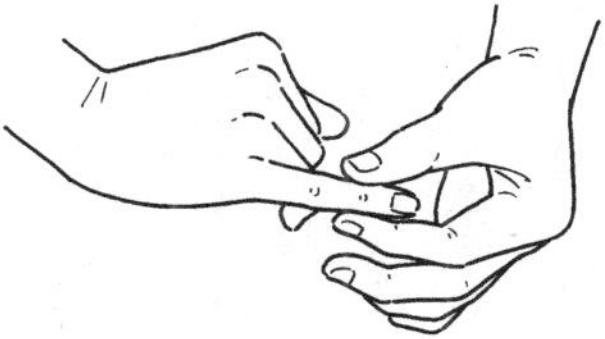

① 痛みや変形のある指の関節を横からもみほぐす。

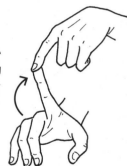

② 気になる指をゆっくり力いっぱい、反対側の手で補助するようにして、我慢できる範囲で伸ばし、5 秒保つ。
＊ 10 回 1 セットが目安。

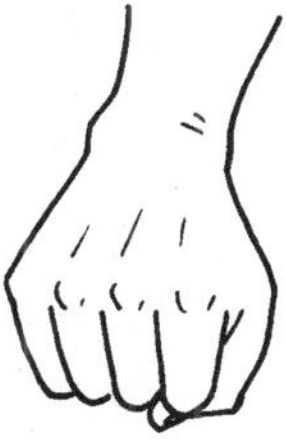

③ ゆっくり力いっぱい手を握る。

肘・手の動きとしくみ

肘の関節自体の痛みは別として、肘から下、指先までの問題は、多くの場合、手首や手にいく筋肉が肘関節周囲にくっついている部分や筋肉や腱に移行する部分、腱が腱鞘《けんしょう》に包まれている部分で起こった障害のようです。

肘は割合単純な動きをする関節です。おもな動きは曲げることと伸ばすことです。けれども手関節と一緒になって回旋する大きな動きがあります。これができることによってうまく手を使えたり、物を遠くへ速く投げることもできるようになります。

手関節は、細かい複雑な機能を実行する手の受け皿として、かなりいろいろな動きをします。上にそらす動きと曲げる動きの他に、肘と連動して手を返すように、また、反対に手を伏せるように、ねじる動きをします。その他に小指を外に出したり、親指を内側に伸ばすような動きもできます。

これらの動きを組み合わせて手首をまわすような動きができるのです。

ケース1　物を持つと肘の外側が痛む（テニス肘）

↓肘痛の基本ストレッチ①②（90〜93P）

ドアのノブをねじるとき、タオルを絞るとき、物を持ちあげるときにズキッと痛むなど、肘の外側に力が入ったときに痛む場合、「上腕骨《じょうわんこつ》外側《がいそく》上顆《じょうか》炎《えん》」を疑います。テニスのバックボレーでこの疾患にかかることが多いため、「テニス肘」として知られています。

大部分の方は、手首を上に持ちあげる筋肉である2つの橈側手根伸筋《とうそくしゅこんしんきん》が肘の外側部に付着する部分で変性（加齢による変化）を起こして痛みの原因となることが多いようです。

疲労や使いすぎ、加齢を基盤として、柔軟性が低下した場合によく起こります。手首や手を伸ばしたり持ちあげる筋肉は肘の外側周囲に付着しているので、症状が肘周囲にあっても実は手首や手につながっています。**安静と保温、ストレッチと筋力強化が基本**です。

ケース2　物を持つと肘の内側が痛む（ゴルフ肘）

↓肘痛の基本ストレッチ①②（90〜93Ｐ）

テニス肘と同様、物を持つ際に、肘の内側が痛む症状です。これは、ゴルフで痛めることも多いため、テニス肘に対照して「ゴルフ肘（上腕骨内側上顆炎《ないそくじょうかえん》）」などとも呼ばれます。この場合に痛める筋肉は、手首を内側に曲げる筋肉である橈側・尺側手根屈筋《しゃくそくしゅこんくっきん》と手を伏せるときに使う円回内筋《えんかいないきん》です。これが肘の内側部に付着するところで痛みを起こしているのです。

これも疲労や使いすぎ、加齢を基盤として柔軟性が低下した場合に起こりやすいようです。テニス肘よりは少ないですが、やはり安静と保温、ストレッチと筋力強化が基本です。

ケース3　肘部管《ちゅうぶかん》症候群

頸から手に伸びている3本の太い神経のうち、肘の内側で尺骨《しゃくこつ》神経と呼ばれる小指と薬指に分布している神経が、肘の内側で摩擦《まさつ》や圧迫を受けて麻痺《まひ》を起こす状態です。

末梢神経の麻痺は、その神経が司っている筋肉の働きや皮膚の感覚を鈍くします。ですから肘の部分で尺骨神経が傷害を受けると、小指から前腕の内側に異常な感覚が出現し、小指と薬指がうまく伸びなくなったり、指が力一杯閉じられなくなります。

こういった神経の麻痺に対して、保存的な治療がどの程度効果があるかよくわかっていません。神経の機能を回復させるためには、できるだけ早く原因を取り除いて、尺骨神経の圧迫をとるべきでしょう。長い間神経の麻痺が放置されると、神経の一部はその機能を回復できなくなってしまいます。

朝、晩、スポーツ前後にストレッチを

テニス肘・ゴルフ肘は、テニスやゴルフをやらなくてもなるものです。簡単にいえば、肘のまわりについている手首を支えたり指を曲げ伸ばしする筋肉が、

傷害を受けて痛みを生じた状態だからです。

知らず知らずのうちに柔軟性がなくなってきた状態で、ちょっとした無理な動きをしたり使いすぎた場合、また急激な引き伸ばす力によって肘のまわりの骨についている筋・腱膜が傷ついた場合に起こります。

ストレッチは、とにかく肘を常にまっすぐに伸ばしながら行います。肘痛の基本ストレッチ①②の４種の基本的な動きを朝・晩、スポーツをする方はそのプレー前後に必ずやるようにしてください。

ケース4　パソコン作業による腕の疲労

↓手・指の基本ストレッチ（94Ｐ）、気になる指の痛みとりストレッチ（96Ｐ）

情報化、オフィスオートメーション化社会がますます進み、人々は机に座ってコンピュータとおつきあいせざるを得ない時間が増しています。特に仕事でコンピュータを使う方は、長時間になると手がしびれるようなことも多いかもしれません。

もしその**しびれが親指から中指に限られていて、なんとなく指で物をつかむ力が弱くなってきたら、「手根管《しゅこんかん》症候群」を疑ってください。**

手根管とは、手首の部分にある、手にいく数多い腱と血管神経が通る、三方が骨に囲まれて狭くなった通り道です。この部分では空間的余裕が少なくなっているために、使いすぎで腱が腫れたり、そこに何かができたりしてお互いに圧迫しあうと、そこを通っている正中神経に障害が起きてきます。

すると、親指から中指にしびれが起き、指で物をつかむ力が弱くなります。さらにひどくなると親指の付け根の筋肉の盛り上がりがなくなり、やせてしまいます。ここまで放っておいてはいけません。

神経は再生能力、つまり元に戻る力が低いですし、また一部でもダメになると「しびれ」を残してしまうために、治療は適切な時期に行わなくてはなりません。症状が軽ければ、手根管の中を通る腱の腫れをひかせることが治療につながります。

そのためには**手を使う作業を減らすこと。**手の腫れをとるために手を上にしてゆっくり手のひらを握ったり開いたりします。漫然と悪化する症状をそのままにしてはいけません。安静と腫れを防ぐことが基本です。手首自体の安静も大切ですし、適度な体操・運動も必要です。

それでもしびれが何カ月もとれずに続いたり、親指の力が落ちてきたりしたら、手術的な治療をおすすめします。手術としては、腱・神経・血管の通り道である手根管を開放してやり、神経への圧迫を軽くするために、唯一線維の壁として残っている手首を横切っている線維の覆いを切り開きます。それほど難しい手術ではありません。内視鏡を用いて行うこともあります。

使いすぎによる手の痛みには休養も必要

痛みの原因は使いすぎである場合、これを改善することが基本です。体を動かすようにいうと、一生懸命使いすぎの痛みをこらえながら、さらに体操をする方がいるのですが、これは逆効果です。**休みが必要な方に対しては、休養以上に大切な「薬」はありません。**

手首の慢性的な痛みは、診断も治療もなかなか難しいものです。また手首は慢性関節リウマチが起こりやすい場所です。気になる場合は一度専門医に診てもらってください。また、ケガをした後に、一度レントゲンで骨折はないといわれていても、なかなか痛みが取れない場合も、専門医を訪れましょう。

手や肘の障害は肘から手までの全体の柔軟性を回復させ、それを維持する日頃のストレッチが大切です。とにかく突っ張りを感じたら、もう少しその方向に痛みを感じるくらい、ゆっくり伸ばしましょう。

朝起きたら40度前後のお湯を大きめの洗面器に満たして、できるだけ肘から下をお湯につけます。ゆっくり軽く手を握ったり開いたりを繰り返し、徐々に力を入れていきます。こわばりが取れてきたら、肘を力いっぱい伸ばしましょう。

次に手首を動かします。「手・指の基本ストレッチ」を行います。

硬かったり痛かったりと、特に気になる指がある場合は、もう片方の手も使ってストレッチをすると、より効果的です。

肘・手の痛み

ケース5　指の動きがぎこちない（ばね指）

↓手・指の基本ストレッチ（94P）、気になる指の痛みとりストレッチ（96P）

「ばね指」という病名は、指を曲げ伸ばしするときに、ばねが入っているかのように指の動きがぎこちなく、引っかかりを生じることからつけられています。

指を曲げ伸ばしする筋肉は、手という精巧な道具を操るために、細い「腱」という形になって手から5本の指に分かれて、複雑な機能を実行しています。腱の動きをスムーズに行うために、さらに腱鞘という覆いが腱を包んでいます。この腱鞘の中をすべる、手の指を曲げる腱の動きがぎこちなくなって、引っかかりを生じるようになった状態が、ばね指です。その引っかかりの多くは手のひらを横に走る、手相でいう感情線の5㎜指先あたりで生じます。すべりの悪くなった腱は団子のようにふくれて硬くなることも珍しくありません。治療はとにかくそのすべりをよくすればよいのですが、一度引っかかりが起こるとなかなかうまく動くようになりません。

腫れをおさめるためには安静と保温が必要であり、動きをよくするためには関節可動域訓練（生まれ持った関節の動きの範囲を取り戻すために行う、曲げ伸ばし・ねじりの運動）が必要です。

ケース6　ヘバーデン結節、ブシャール結節

↓指の関節のストレッチ（97P）

ヘバーデン結節は第1関節の変形性関節症であり、ブシャール関節は第2関節の変形性関節症です。関節リウマチとは異なります。報告者にちなんでそう呼ばれていますが、結節という表現は変形性関節症で骨増殖した部分がごつごつと見えるからでしょう。

腫れが強い場合、激しい痛みが起こりますが、女性に多い疾患のため、見た目がよくないことを気にする方が多いようです。また、徐々に関節の動きが悪くなりますので、手指に力が入りにくくなります。腱のすべりの悪さを伴って

いることも多く、毎朝こわばりを感じるなど日常的に悩んでいる人もいます。

対処法としては、腫れて痛いときは湿布を小さく切って腫れている関節をくるりと巻いて安静にします。炎症のコントロールはさほど難しくありません。

関節をうまく動かすためには、マッサージが効果的です。指を曲げる腱をてのひらの中央から指先までほぐします。その後、変形した関節の側面をつまむようにほぐします。さらに片方の手で指をそらせます。最後にゆっくり力いっぱい手を握ります。朝起きるときに行うと、その後の手の動きがよくなります。疲れて動きが悪くなった場合にも同様のストレッチを行いましょう。

ケース7　子どもの抱っこ疲れ（ドケルバン腱炎）

↓手・指の基本ストレッチ（94P）、気になる指の痛みとりストレッチ（96P）

親指を支えて何か作業や操作をするためには、手首の外側で親指を伸ばす筋肉が張らなければなりません。そこで腱は大きく曲がって作用するために、その腱の押さえである腱鞘に炎症を起こすことが珍しくありません。これがドケルバン腱炎です。

筋肉としては短母指伸筋《たんぼししんきん》と母指外転筋《ぼしがいてんきん》という２つの筋肉の腱が関与しています。**親指を中にして握って手首を動かすと手首の外側がビリッと痛むようでしたら、この状態が疑わしい**ことになります。

治療は基本的には、ばね指と同じです。腫れをおさめるためには安静が必要であり、動きをよくするためには関節可動域訓練が必要です。安静のためには手首も安静にしなくてはなりません。

出産後まもなくの育児で、赤ちゃんの頭を手のひらで支える動作をするとよくこの腱鞘炎を起こします。手を動かす仕事はなるべく休みましょう。ただし痛くても可動域を正常に戻すためには動かす訓練はしなくてはなりません。

膝のお皿のストレッチ

膝の前側の痛み、スポーツで
膝を傷めたとき

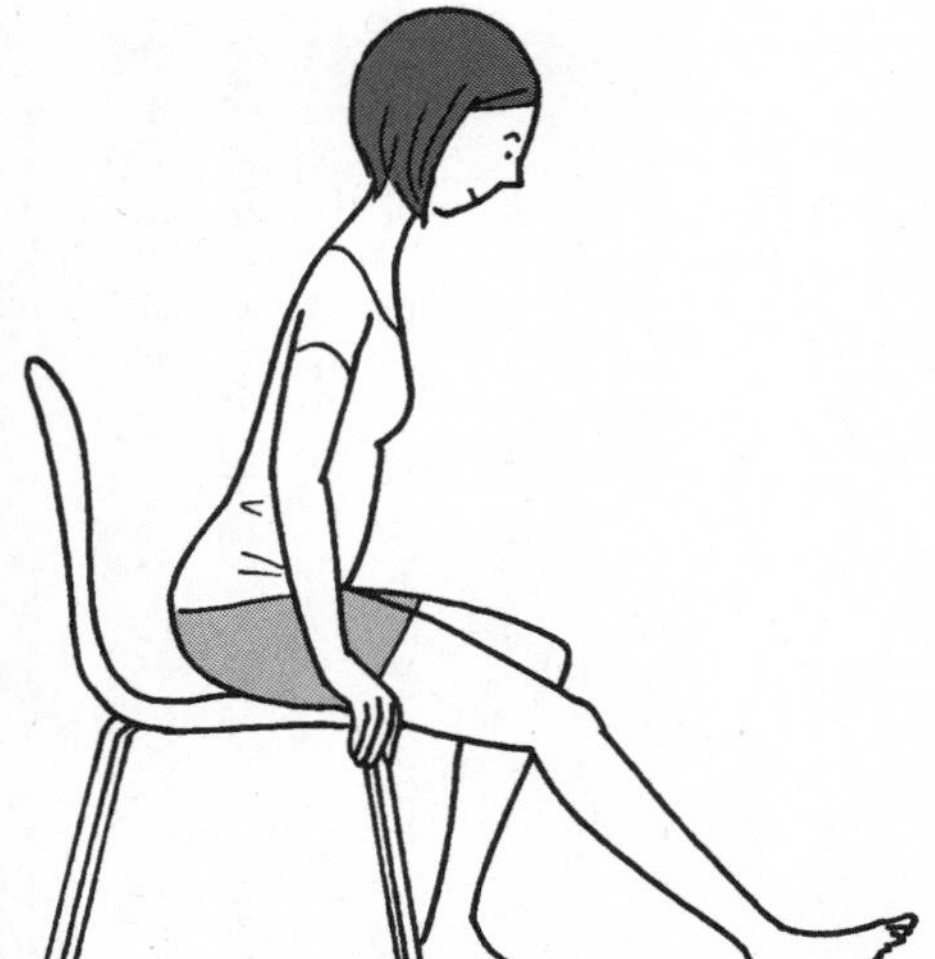

1 イスか床に座り、痛みのあるほうの足を、力を抜いて前に伸ばし、かかとを床につける。

② 上下左右ななめの８方向から、両手の親指を使ってゆっくり押す。

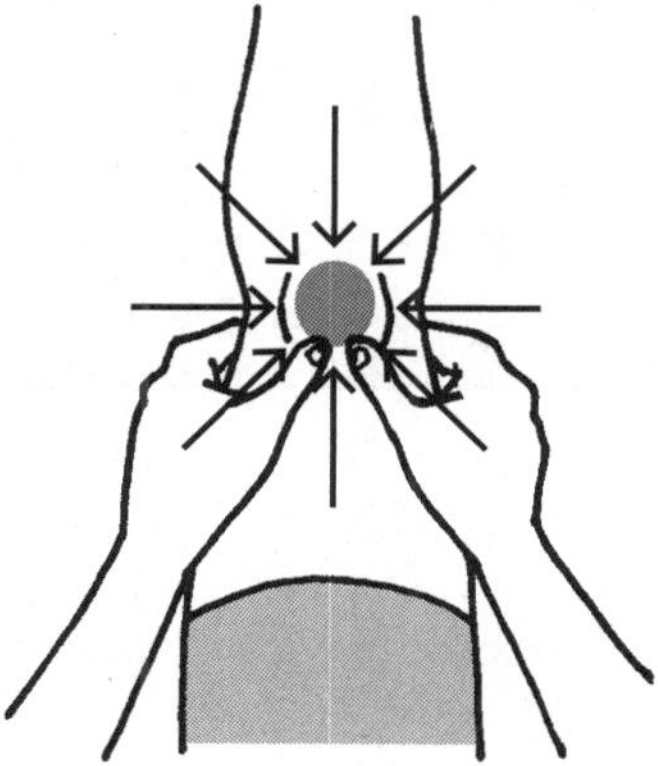

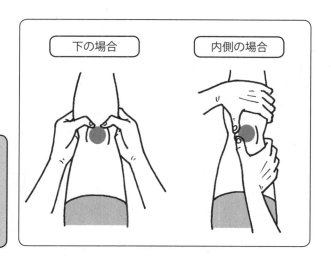

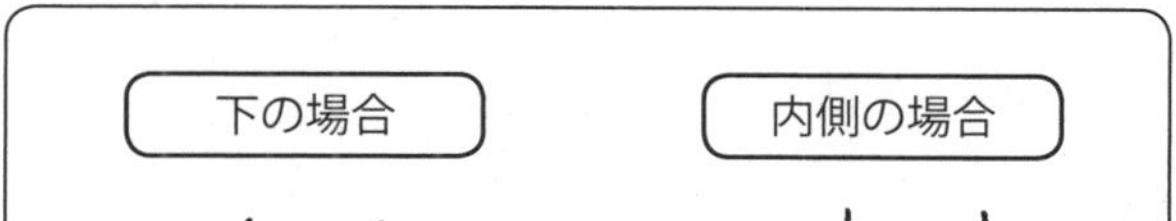

膝痛の基本ストレッチ①

膝の後ろ側の痛み、ふくらはぎの痛み、
こむら返り

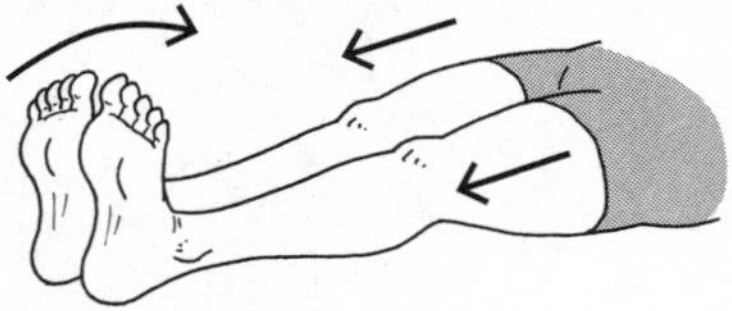

1 床に座って両足を伸ばす。
2 力いっぱい膝を伸ばすように太ももに力を入れ、5 秒保ち、力を抜く。1、2 秒おいてからまた力を入れる。
＊ 2 の動きを 10 回繰り返す。

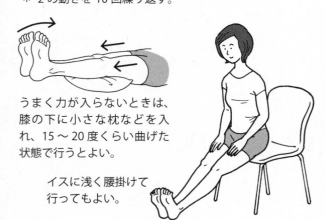

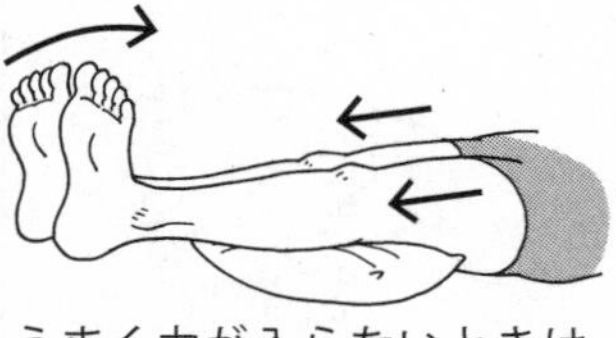

うまく力が入らないときは、膝の下に小さな枕などを入れ、15 ～ 20 度くらい曲げた状態で行うとよい。

イスに浅く腰掛けて
行ってもよい。

膝痛の基本ストレッチ②

膝の後ろ側の痛み、ふくらはぎの痛み、こむら返り

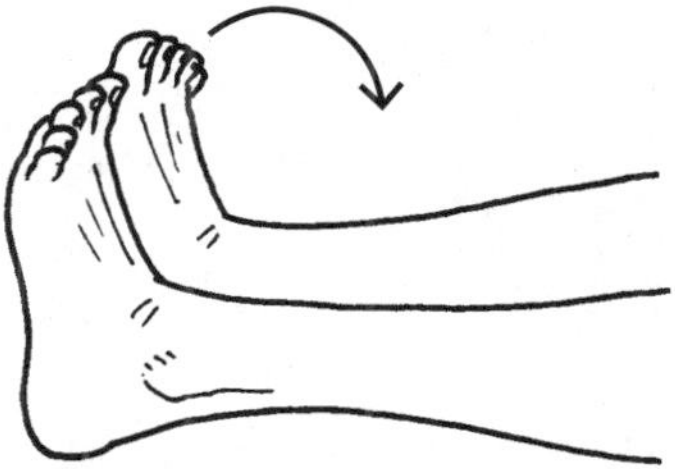

1 床に座って両足を伸ばす。

2 足指と足首をゆっくり力いっぱい上にそらして5秒保ち、力を抜く。

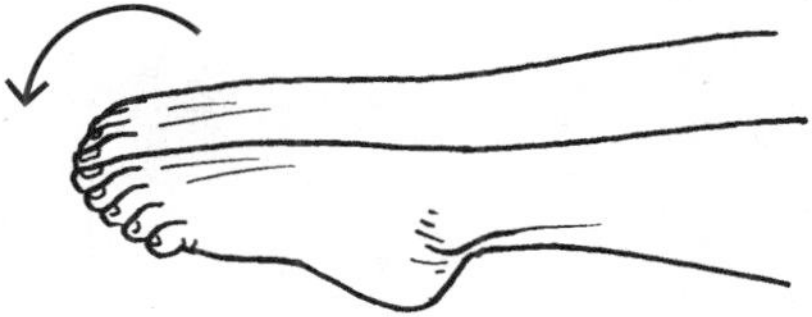

3 足指と足首をゆっくり力いっぱい下に曲げて5秒保ち、力を抜く。つま先までしっかり曲げる。

＊ 2、3の動きを10回繰り返す。

もものストレッチ

膝の前側の痛み、中年以降の膝の痛み

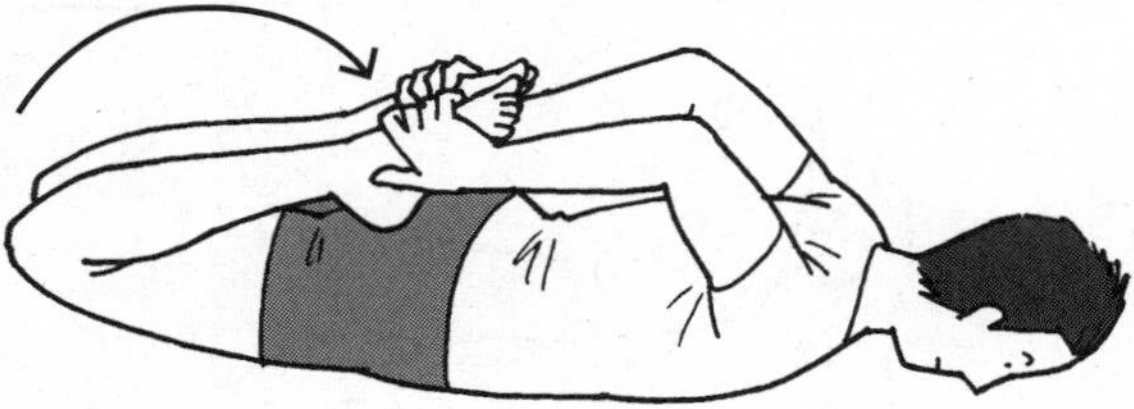

1. うつぶせに寝て、右手で右足を、左手で左足を持つ。
2. かかとをお尻につけるように膝をゆっくり大きく曲げて、5秒保つ。可能なら、膝をお尻につける。片足ずつ行ってもよい。

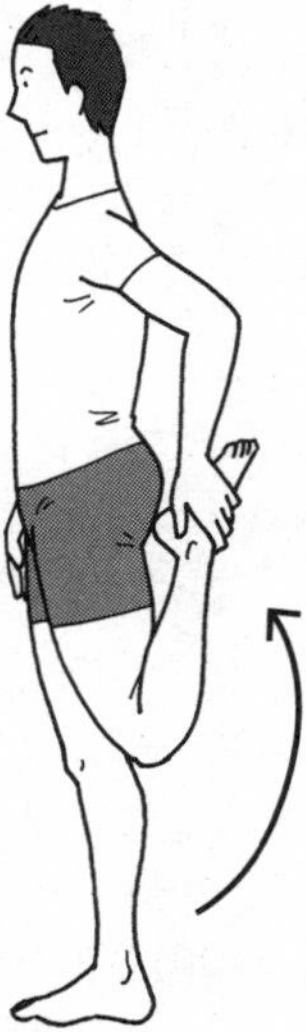

立って行う場合

片足ずつ行い、身体がねじれないように保つ。

もものの外側のストレッチ

膝の外側の痛み

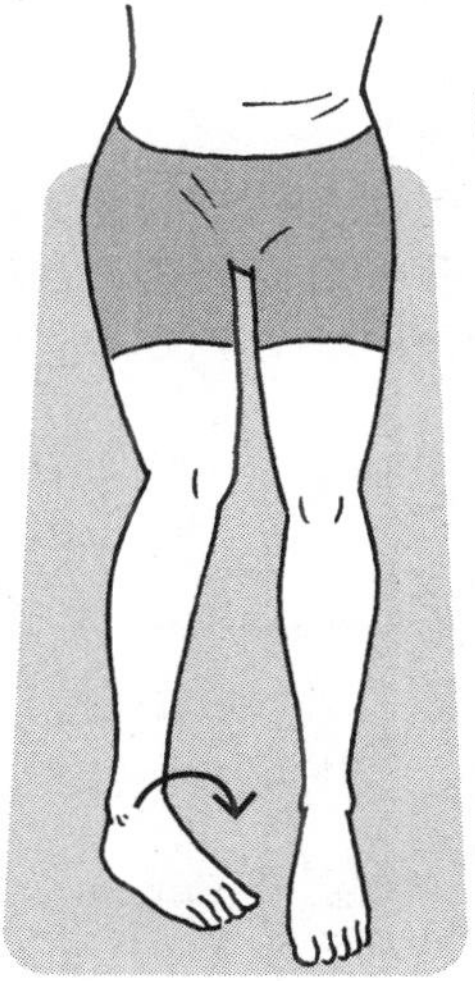

1 痛みがある側の足を前に伸ばし、かかとをつけた状態で足首を内側に曲げる。

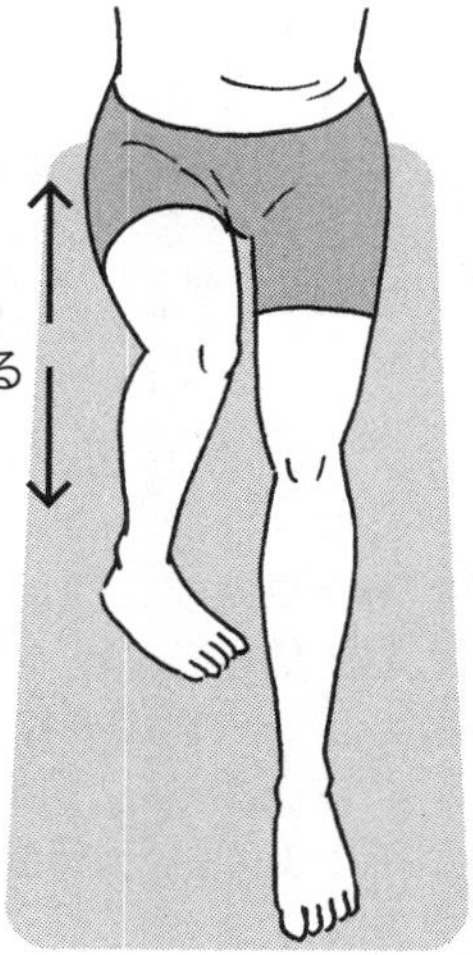

2 かかとを床にすべらせるようにして、膝の曲げ伸ばしをする。

＊ 2の動きを10回繰り返す。

足首の基本ストレッチ

立ちっぱなしによる足の疲れ

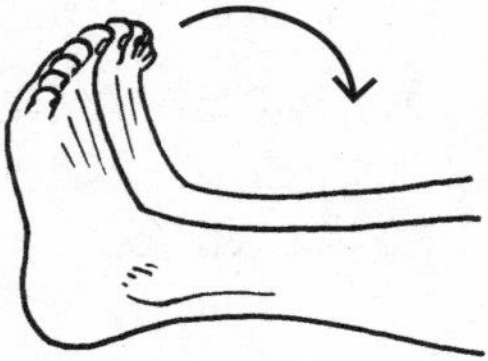

1 床に座って両足を伸ばす。
2 足首をゆっくり力いっぱい上にそらす。それ以上そらせないところで止め、5秒保ち、力を抜く。

3 足首をゆっくり力いっぱい下に曲げる。それ以上曲げられないところで止め、5秒保ち、力を抜く。

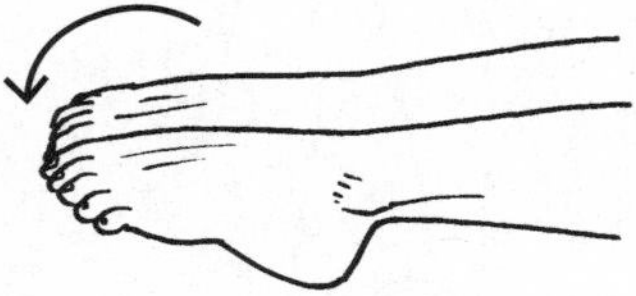

4 膝を曲げずに両足を伸ばし、足首をゆっくり力いっぱい内側に曲げる。それ以上曲げられないところで止め、5秒保ち、力を抜く。

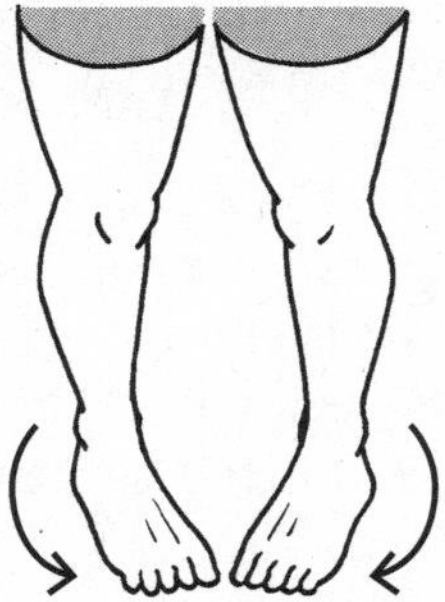

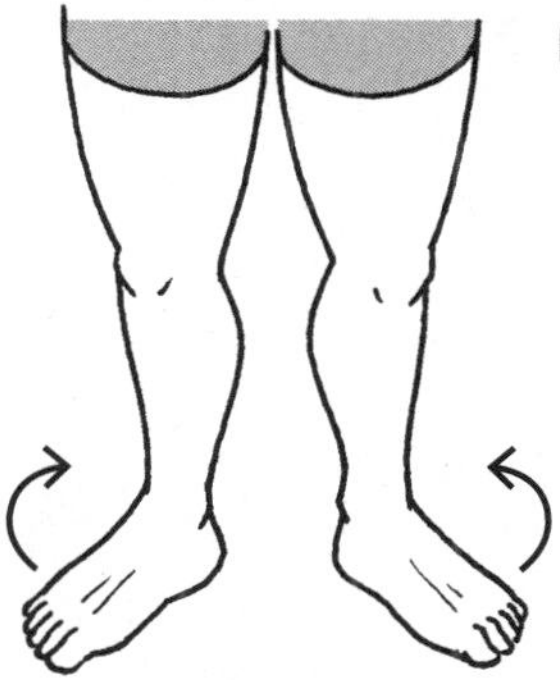

⑤ 下ももの外側に力を入れて、足先をゆっくり力いっぱい外側に向かってそらす。それ以上そらせないところで止め、5 秒保ち、力を抜く。

＊ 1 セット 10 回として、一日 1 ～ 3 セット行う。

2 ～ 5 の動きを、手でサポートしながら行うのも効果的。

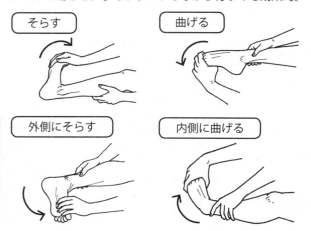

そらす

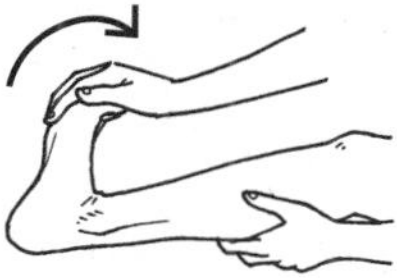

曲げる

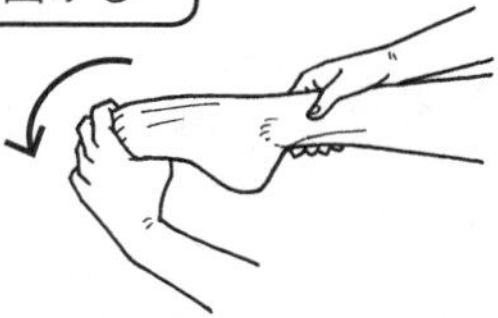

外側にそらす

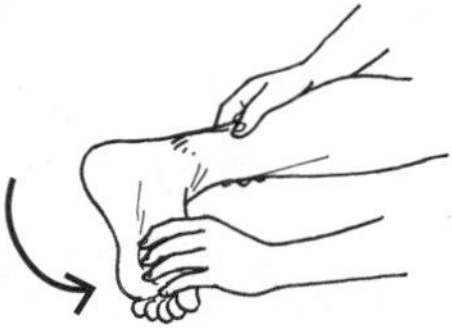

内側に曲げる

膝・足の痛み

足指のストレッチ

外反母趾、足の関節の変形

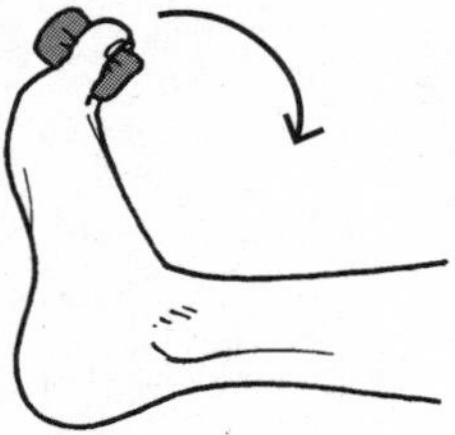

1 外反母趾の傾向のある人は、足指を広げる補正器具（写真のフィルムケースのような筒状のものでも可）を、痛むほうの足の親指と人差し指の間にはさんで行う。
親指をゆっくり力いっぱい上にそらして止め、5秒保つ。

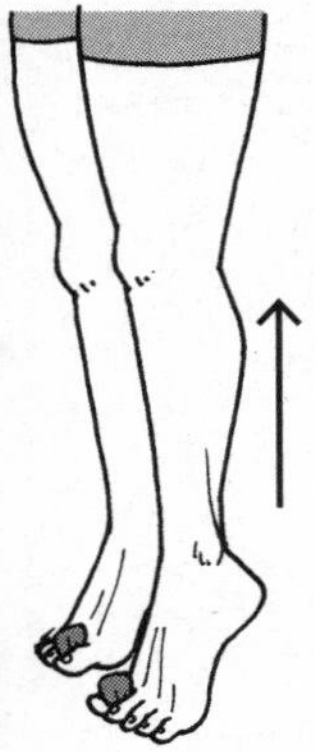

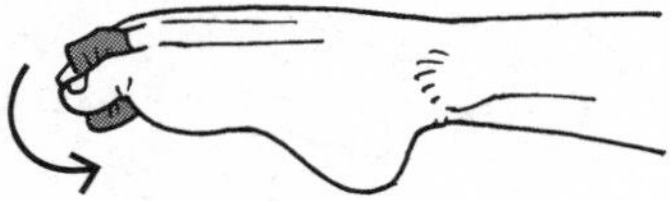

2 親指をゆっくり力いっぱい下に曲げ、5秒保つ。
＊10回1セットが目安。

3 まっすぐ立ってつま先立ちになり、5秒保つ。
＊10回1セットが目安。

④ 足を伸ばして親指を下に曲げ、他の足は力いっぱいそらせ、5 秒保つ。
＊ 10 回 1 セットが目安。

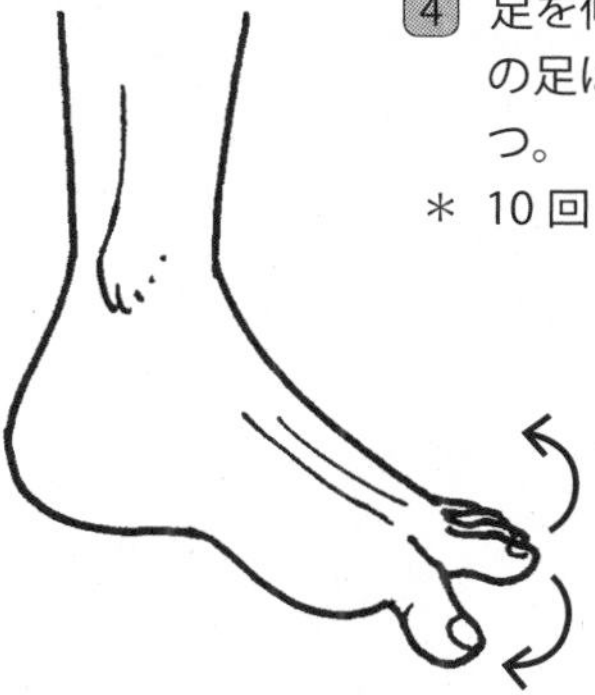

〈注意〉
慣れが必要なので、無理はしないこと。

⑤ タオルを床に敷き、その上に足をのせ、親指を中心にしてゆっくり力いっぱい指先でタオルをつかむ。
＊ 10 回 1 セットが目安。

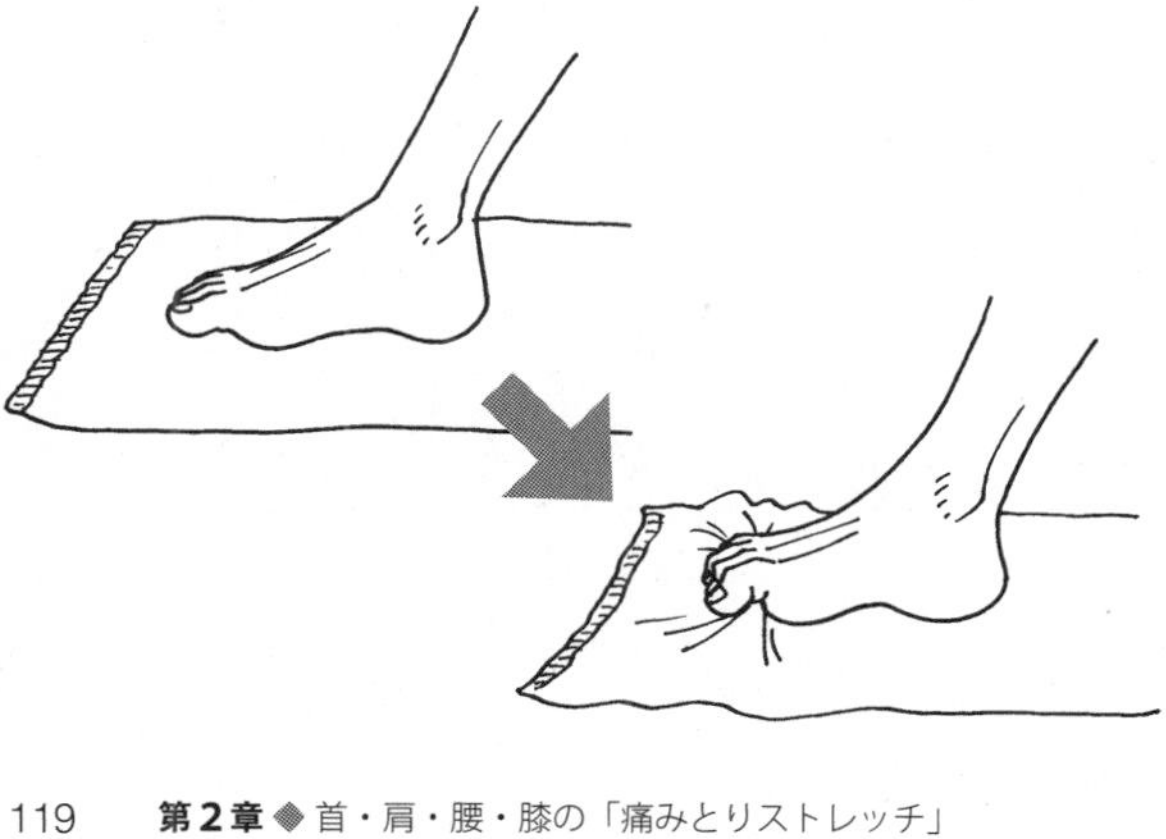

膝・足の痛み

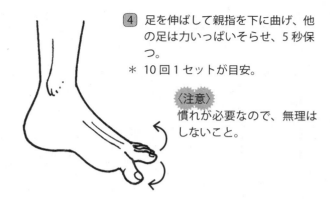

膝の動きとしくみ

膝の動きは、意識して動かす動きのほとんどが伸ばすことと、曲げることです。

伸ばすとかなりそる方もいれば、どちらかというと膝を曲げて生活している方もいます。体操の選手などは驚くほどその方がいます。

曲げの究極的動作は正座です。最近正座ができない若者がいることに驚かされることもありますが、正座は必要な方にとってはとても重要な動作です。

意識して動かせば、膝はかなり内側や外側にねじることができます。無意識の屈伸の際にも膝の関節はかなりねじれを伴った動きをしています。また意識的にはほとんどできませんが、膝をO脚やX脚傾向にするような〝あそび〟が、膝関節にはあります。

老化現象とあきらめてはソンをする！

膝の痛みで整形外科の外来を訪れる患者さんは、腰痛についでもっとも多いものです。

膝関節は人体の関節の中でもっとも大きく、構造は複雑です。**膝の障害は若者ではスポーツ障害が多く、高齢者では変形性関節症、いわゆる老化による膝痛は整形外科疾患でもっとも多いもののひとつ**です。

私の外来を訪れる患者さんの中で、前にかかっていたお医者さんに「老化現象だから仕方がない」といわれた方の多いことには、本当に驚かされます。また、若い人の膝の痛みで、レントゲンでは異常がないといわれて湿布だけ出された患者さんも少なくありません。

はたして患者さんがつらく感じている膝の痛みは、老化だから仕方ないのでしょうか。また、レントゲンで異常がなければ、湿布だけで時間が経てば治るのでしょうか。

私はそうは思っていません。放っておくといつのまにかよくなる場合もないわけではありませんが、たいていは長いこと膝の痛みに悩まされるようです。

膝・足の痛み

私が患者さんにお伝えする簡単な体操や、日常生活での注意を守ってやっていただくと、本当に多くの患者さんは〝納得できる〟膝の状態になるのです。

原因のひとつは軟骨にある

関節の老化現象では、軟骨の老化についてはよく説明されています。しかしなぜ痛いのかについては、納得がいかない部分もかなり残されています。

老化によって関節の軟骨が弱くなり、すり減ってきます。すり減る際に粉になって関節内に飛んだ軟骨の破片が、関節を裏打ちしている滑膜《かつまく》という膜に潜んでいる細胞を刺激して、いわゆる関節炎となって熱と腫れを起こします。

この反応の際に、痛みを感じる神経を同時に刺激するため、積極的な痛みを起こします。これが関節炎症状を伴う場合の変形性関節症の痛みです。

この反応は比較的病気が進んでいない、症状が現れて間もない方に起こりやすい、激しい痛みです。このような痛みを経験しないで関節の老化が進む方もいます。

もっと慢性期になると、軟骨がはげてしまい、関節の体重のかかる面が骨と骨でこすれるようになります。骨には痛みを感じる神経がありますので、強い痛みを感じます。この痛みは負担が大きくなると徐々に強くなります。関節の腫れが起きたり、骨同士のこすれ合いで関節に痛みを感じるようになると、痛みをごまかして動くために、膝をしっかり伸ばしたり、曲げたりすることをしなくなります。

この痛みをかばう動作や反応は、人にとって自然な、あたりまえの態度なのです。ところがそのままにしておくと、生来持った関節の動きを失ってしまいます。関節の袋や周囲の筋、筋肉が関節のまわりにつく部分の柔軟性が少なくなってきます。ですから動きはじめにとても痛かったり、また疲れやすくなるわけです。

膝の「お皿」のつらい立場

二本足で歩くことになった人間は、膝関節を伸ばす構造に、過剰な労働を強

膝・足の痛み

いられています。

大腿四頭筋《だいたいしとうきん》・膝蓋骨《しつがいこつ》・膝蓋腱《けん》・脛骨粗面《けいこつそめん》、これらのつながりのつなぎ目は無理がかかりやすい部分です。また、膝のお皿は動きながら強い力を伝える、非常につらい立場にあります。お皿とその受けの軟骨ばかりでなく、周囲の関節の袋や袋にある滑膜のひだも、痛みに関係しているようです。ジャンプやしゃがみこみで大きな負担を受ける膝蓋腱やその裏にある膝蓋下の脂肪体も、膝の痛みに関係しているようです。

膝の体重をかけた膝の曲げ伸ばしやねじりなど、過重な運動をスムーズに成し遂げるために、内側と外側にある線維性の軟骨の板である半月板《はんげつばん》はとても大切です。半月板に傷がついて、その傷が関節の袋まで広がると痛みを感じます。また、切れ目が広がって半月板が膝の運動により関節の隙間にはさまれるようになると、ずれる感じを伴った痛みを起こします。

「靭帯」をケガすると痛む理由

膝の靭帯のケガでは、内側の靭帯などは関節の袋の一部なので神経がたくさんあり、傷めるととても痛みます。治る過程で腫れて硬くなり、動かすたびに引っ張られて大変つらいのです。

一方、関節の中の十字靭帯（特に前十字靭帯）を傷めても、それ自体ではあまり痛みを感じないようです。靭帯を傷めると、関節に出血して関節炎を起こして痛みます。膝を伸ばすと切れ端や切れてふくらんだ靭帯が関節の隙間にはさまれて痛むようです。また、靭帯の機能低下のために関節の動きが異常を起こすと、ずれを感じなくてもズキッとした痛みを感じます。

このように**同じ膝の痛みでもいろいろな原因があり、状況によっても痛むメカニズムは違う**のです。

膝の痛みは場所によって対処法が違う

「膝のどこが痛いですか」

私は必ず患者さんにこう尋ねます。というのは痛みを感じる場所で膝の病気

膝・足の痛み

の種類と治りやすさが大体決まっていると思うからです。また、同じところが根本の原因でも、痛みを感じる場所は違いますし、痛みに対する対処法も違う部分があるからです。

膝の前か、後ろか、内側か、外側か、それとも膝の中か。場所によって考えるべき障害は少し絞れます。ここで、場所別に考えていきましょう。

ケース1　膝の前側が痛む

↓膝のお皿のストレッチ（110P）、もものストレッチ（114P）

繰り返し述べていますように、ヒトは二本脚で歩きはじめることによって人類としての特徴を進歩させてきました。一方、それによってヒトの整形外科的問題が特徴づけられてきたともいえます。

二本脚で歩くためには、膝を伸ばして体重を移動することが必要です。この場合に、膝が体重を支えられずに曲がってしまっては、歩くことは無理になります。ですからヒトの場合、膝を伸ばして体重を移動する構造に、常に大きな負担がかかっています。この構造は大腿四頭筋という強大な太腿の筋肉が中心的に働いています。

大腿四頭筋はももの骨から出て、途中で膝のお皿（膝蓋骨）を介し、膝蓋腱に収束して、膝の下の骨の出っ張り（脛骨粗面）につきます。

ですから**疲れたり急激な力で体重を支えれば、膝のこれらの構造のどこでも負担を感じたり痛めたりして、痛みを起こす可能性があります。**特にその負担はそれぞれのつなぎ目に起こりやすいのです。というのは、つなぎ目とは、性質の違うもの同士の狭間にあって、無理がかかりやすい場所だからです。

また、膝を伸ばすメカニズムをスムーズに働かせるために、周囲や裏側にある関節の袋や脂肪のかたまり、線維のひだも痛みに関与しているようです。そしてそれらの痛みは膝の前のほうに感じます。

ここで痛みの性質と、どういうときにもっとも痛みを感じるかについて、あきらかにする必要があります。動きはじめの痛みは心配ありません。でもそのまま放っておいても、なかなかよくはならないかもしれません。どこの関節でも、もし痛みを感じたら、そこの関節が完全に伸ばしたり曲げたりでき、痛みがないこと、引っかかりがなくスムーズに動くかどうか確認してください。

完全に動かせるとは、膝でいえば正座ができて、膝が完全に伸びて、力を入れたり手でさらに伸ばしても痛みを感じないことです。痛みを感じるときは腫れがあったり、硬さがあるものです。硬くなれば曲げ伸ばすときに痛みを感じます。また一度関節が腫れると必ず腫れがとれる過程で関節は硬くなります。

この硬さを取り除き、正常な動きと柔軟性を保つことがもっとも大切です。膝の前の痛みはこれで基本的には解決します。痛くても我慢して、体重をかけずに膝をゆっくり思い切り伸ばしましょう。またゆっくり力一杯曲げてみましょう。これ以上曲がらない、というところまできたら手で抱えて曲げましょう。

また膝の前のほうの硬さは、膝のお皿の下にある筋の周囲によく起こります。膝のお皿を上、下、右、左にゆっくり指で押して、痛くてもお皿のストレッチをすることも大切です（110ページ「膝のお皿のストレッチ」）。

特にお皿を外側から内側に押すこと、下から上へ押し上げることは大切だと思っています。というのは、どうも膝を伸ばす構造が疲労、老化を起こしてくると、お皿は下に下がり、外側に押しつけられるようになってくることが多いのです。それは目に見えるような変化ではないことが多いのですが。ですからお皿の外側と下側は硬くなりがちです。

ケース2　膝の後ろ側が痛む

↓膝痛の基本ストレッチ①②（112～113P）

膝の後ろ側の痛みを訴えて外来を訪れる患者さんも少なくありませんが、この膝の裏側の痛みはあまり心配ありません。痛くても伸ばしていればよくなることがほとんどです。膝の裏側の痛みは多くの場合、膝の裏側にある関節周囲の筋肉や腱、筋膜からの痛みと判断しています。

また膝の後ろの痛みで特徴的なことは2点あります。ひとつは筋・腱の痛みは、痛みとしては強いけれども比較的治療に反応しやすいこと。もうひとつは裏側の痛みは、しばしば膝の前の障害をかばっているために起こっていることが多いということです。

ですから**裏が痛くなったら、膝の表が弱ってきている**と考えるべきなのです。

いわゆる膝の老化現象で、膝の伸びが悪くなってしまっている患者さんを多く見かけますが、これらの患者さんの膝の裏側そのものが悪いことは少なく「伸ばすと痛い↓痛いから伸ばさない↓伸ばさないと膝を伸ばす筋肉が衰える↓だからもっと伸びなくなる」という悪循環で悪くなった方が多いと思います。膝の裏側が痛い人は、足首を上下に動かしてふくらはぎの緊張をほぐしたり、膝の裏を伸ばすように手で膝を押して伸ばすストレッチがおすすめです。

ケース3　膝の内側が痛む

膝の内側の痛みには注意が必要です。特にO脚で内側が痛くなったら、無理は禁物です。ヒトが二本脚で歩きはじめてから膝の内側には大きな負担がかかるようになりました。体重がかかる場合にはどうしても膝の内側に負担がかかってしまうのです。ましてや、もともとO脚の方はその負担が大きくなってしまいます。

無理をした後に関節に水がたまっておもに内側が痛くなったら、その後は膝の状況に合わせて生活をしていかなくてはならないかもしれません。膝の問題とは長いおつきあいになると思ったほうがよいでしょう。

膝の内側の痛みでも、膝を曲げる筋肉が骨につく場所に痛みを感じる場合があります。この場合もしばしば、膝の前の痛みが隠れていることがあります。痛くても膝を伸ばすことが治療法として必要です。

また、膝の前内側の痛みも、多く見られます。これはお皿の周囲の問題と内側への負担が同時にあるような場合のようです。内側の治療と同時に、お皿の周囲にも気を配ってください。

もうひとつの内側の痛みは、膝を曲げたときに後ろのほうに感じる痛みです。その際に何かはさまる感じがあったり、引っかかりを感じるようでしたら、一度専門医に診てもらったほうがよいかもしれません。内側の半月板の断裂がその原因かもしれません（１３９ページ参照）。

膝・足の痛み

ケース4　膝の外側が痛む　↓ももの外側のストレッチ（115P）

膝の外側の痛みは高齢者では比較的少ないようですが、O脚の方で膝の外側の突っ張るような痛みを訴える方も珍しくはありません。この場合は内側の治療が必要ですし、歩きやすくするような靴や靴の中敷きも工夫の余地があります。

外後ろの痛みは、たいていの場合、前や内側の痛みを知らず知らずのうちにかばっているために起こってくる筋の痛みが多いようです。また、X脚傾向のあるスポーツ選手では、外側の関節周囲の組織の疲労が痛みの原因であることも少なくありません。

特に思いあたる原因がなく外側が痛くなった場合には、外側の半月板が生れつき大きいために徐々に傷んできて、膝の痛みの原因になっていることがあります。引っかかりを感じたり、伸ばそうとすると痛くて伸びなかったら、一度専門医に診てもらいましょう。

膝の痛みをとるコツ

とにかく多少痛みを感じても力いっぱい膝を伸ばすことが基本です（112ページの「膝痛の基本ストレッチ①」）。

伸ばすとももの筋肉が盛り上がります。この盛り上がりが大きく硬いほど、ももの筋肉に力が入っていると考えます。実際に力が入っているかどうか、両手でそれぞれのももを触ってみましょう。ももの太さが違ったり、筋肉の盛り上がりや硬さが違えば、だいぶ長い間かばっている証拠です。また痛みがあったのでしょう。

何回繰り返すかは、その方の都合や疲れ方、時間の余裕などによって、10回を1セットとして、一日2、3セット繰り返します。足首は力いっぱい上にそらすか、下に曲げます。どちらでもよいのですが、できるだけうまく力が入る姿勢でしましょう。私のおすすめは足首を上にそらす方法です。

これらのストレッチは朝起きたら、ぜひ動き出す前にやってほしいのです。

朝は何かと忙しいのですが、動きはじめに痛みを感じることが多いことも事実です。5分でも早起きしてやってください。

膝の下に小さな枕を置いて、少し（10〜15度）膝を曲げた位置で同じように力いっぱい膝を伸ばすのもよいでしょう。うまく膝をそらせるように力が入れば完璧です。

伸ばしたときの膝の痛みには

膝を伸ばしたときに、どこかに痛みを感じるようでしたら、正常な膝の関節の動きはすでに妨げられていると考えられます。私たちの目標はいかに完全な関節の機能を保つかということです。そのためには完全にあるべき動きが、スムーズに、痛みなくできることが必要です。

また膝の痛みをかばっていると膝の裏側が痛くなる場合も多いのですが、このとき膝を曲げる筋肉と腱の他に、足から膝の裏に伸びている腓腹筋《ひふくきん》という筋肉があります。それが硬くなり、膝の裏の痛みの原因のひとつになっていることも珍しくありません。

これをやわらげるためには足首をゆっくり力いっぱい上にそらして5秒保つことと、力いっぱい下に曲げて5秒保つことを繰り返します。これも10回程度繰り返しましょう（113ページの「膝痛の基本ストレッチ②」）。

これらの体操は仰向けになっても、脚を投げ出した姿勢でも、イスに座ってでもできます。

大切なのは毎日続けること。回数は二の次でもかまいません。ときどき忘れしまっても、やめないで続けてください。

ケース5　中年以降の膝の痛み ↓もものストレッチ（114P）

「変形性関節症」というのは、要するに関節の老化現象を示す言葉です。先に述べましたように、老化することは仕方がないことですが、老化によって痛みを感じるくらい関節が変形したら、それは立派な病気です。

まず、膝の老化といっても、どこが老化しているかということをあきらかに

膝・足の痛み

しましょう。膝の関節には、３つの部分があります。ひとつは膝の前にある膝のお皿の関節です。２つ目は体重がかかる内側の関節、３つ目は体重がかかる外側の関節です。

将来歩けなくなるくらい悪くなる可能性が高いのは、このうち2つ目の体重がかかる内側の関節の老化現象です。その他の場所の老化現象であれば、生活にある程度の制限はありますが、歳をとっても何とかなる、と思っていいでしょう。

また関節の老化といっても老化の程度が大切です。我々整形外科医は一般的にレントゲン写真でその程度を判断しますが、この老化の程度と患者さんの感じるつらさ、つまり痛みは別物です。ですから痛みがひどいからといって老化がひどいわけではありません。

しばしば老化のはじまりは関節の腫れと熱と強烈な痛みで訪れます。いわゆる関節炎です。関節炎がひどいうちは痛みもつらいです。この状態にはいわゆる痛み止めと安静が一番です。無理をしなければ必ずよくなります。

ところがこの無理をしないということが守れないために、一気に老化を進めてしまうことがあります。腫れた状態を長く続けることはとても危険です。軟骨があっという間にすり減って、なくなってしまうことも珍しくありません。

関節軟骨の機能が低下すると、関節の動きをスムーズに伝えたり、衝撃を吸収する能力が落ちてしまいますから、関節としての性能は落ちます。それでも膝の前にあるお皿の関節や体重がかかる外側の関節の場合、何とか生活に支障がないくらいに痛みをコントロールできることが多いのです。

問題は、体重がかかる内側の関節の老化です。人間は二本足で歩くことによって、人間としての文化を発展させてきました。その反面、膝の内側の関節には、とても無理を強いるようになりました。歩くこと自体が病気の悪循環を作り出してしまうのです。軟骨が削れることによってO脚は悪化します。するとますます内側に無理がかかるようになります。

では、どうすればいいのでしょうか。**体重を減らすこと、活動量を減らすこと、ももの筋肉を強化すること、そしてストレッチ**のどれもが必要ですし、あ

膝・足の痛み

る程度有効です。しかしずっと努力は必要ですし、それでどのくらい痛みがラクになるかは、人それぞれです。

ケース6　膝の捻挫

膝関節の中央のくぼみの中には、前十字靱帯と後十字靱帯という2本の丈夫な線維の束がからみあって存在しています。これら2本の靱帯が手綱《たづな》となって複雑な膝関節の動きが制御されています。

スポーツで膝を捻挫して、膝が腫れて関節の中に血液がたまった場合、3分の2から4分の3の人は前十字靱帯を損傷しています。それくらいスポーツでは多いケガなのです。

特にジャンプの着地時、カットやストップ、ピボット動作で膝がガクッとなった場合が典型的な傷め方です。

この前十字靱帯は、膝関節の真ん中に孤立しているため、治りの悪い靱帯です。靱帯が切れてしまって機能が低下したら、それを筋力などで完全に補うことは不可能です。ですから、前十字靭帯の機能不全のために、好きなことができなかったり、できそうもなかったら手術を考えてください。

手術法は一般的には自分の腱の一部をとってきて靭帯のあるべきところに植える自家組織による腱移植術です。復帰までには最低6カ月はかかると思って間違いないでしょう。

手術的治療をおすすめするのは、若い、スポーツ活動量の多い方です。逆にスポーツ指向の少ない、高齢（ここでは30歳以上）の方では、本当に手術が必要なのか慎重に考えてから行うようにしてください。あわてて手術をする必要はありません。手術を受けるにせよ、受けないにせよ、膝周囲の筋力と膝の可動域や柔軟性を保つことは大切なことです。

ケース7　半月板損傷

膝関節は人体の関節の中で最大の大きさで、大きな可動域を持ち、体重を支えるもっとも複雑な関節です。半月板は、その複雑な関節を支えている、といっていいほど大切な構造物です。半月板は線維性の軟骨でできている、硬い筋ばった貝柱のようなもので、内側と外側にひとつずつあります。形は上から見ると内側はアルファベットのCの字をしていて、外側はOの字をしています。輪切りにすると三角です。

激しいスポーツで膝に体重をかけながらねじると、半月板は切れることがありますが、この場合一緒に関節の中の靭帯も傷めることも多いようです。また大きな外傷がなくても傷めることがあります。その場合には内側であればしゃがみこみなど、繰り返し体重をかけながら膝を曲げることにより、半月板の後ろの部分に変性（老化現象）が起こってきて、徐々に切れ目が広がります。そしてちょっとした拍子に関節の隙間に引っかかるようになって、痛みや違和感を起こします。

治療はさほど気にならなければ、放っておいてもいいと思いますが、それによって引っかかりや違和感、痛みが続くようであれば、内視鏡を使った簡単な手術を受けるのがいいでしょう。

また外側の半月板では、特に捻挫もなく、膝の引っかかりや伸ばすときに痛くて伸ばしにくくなった場合には、生まれつき外側の半月板が大きいことが原因となっていることも少なくありません。それを「円板状半月板」といいます。日本人では20人から50人に1人くらいの割合で、この大きな半月板を持っている人がいるようです。これは切れても切れなくても症状がないままで、一生そのままで過ごす人もいます。また症状が軽くて気にならなくなればそのまま放っておいてもいいと思います。

しかし引っかかりや痛み、膝を伸ばせない状況が続くようなら、内側と同じような内視鏡の手術を受けるのがいいでしょう。

半月板はとても大切な構造なのでできるだけ形を保ちたいのですが、その機能を保存する治療には、まだまだ難しさがあります。

ケース8　膝前部痛《しつぜんぶつう》症候群

人類は二本足で歩くようになったため、特に膝関節の前方に負担をかけるよ

膝・足の痛み

うになりました。

二本足で歩くとは、膝を伸ばして体重を支え移動する動作です。膝を伸ばす筋肉はももの前にある大腿四頭筋です。その一部分として膝のお皿があり、大腿四頭筋の仕事の効率をよくしています。また大腿四頭筋が作用する点は、脛骨粗面という膝の下の骨の上部にある出っ張りです。膝蓋腱というお皿の下につく丈夫な腱を介して、大腿四頭筋の力は脛骨粗面に伝えられます。

ですから膝への負担は、それらの膝を伸ばすことに関与している構造すべてに及びます。また膝の前のほうに負担が重くてつらくなると、知らず知らずのうちに、無意識でかばってしまいます。そのために今度は膝の裏側に負担がかかってきて、膝の裏の痛みとして膝痛を感じることも少なくありません。

また膝の負担は多かれ少なかれ膝関節の中の炎症を伴うこともまれではありません。お皿の内側の線維性の膜が引っかかったり、痛みを起こすこともあります。これを「タナ障害」と呼ぶこともあります。

また膝のお皿はその過大な負担のために老化現象を起こすことも珍しくあり

ません。若い人ではまだ軟骨がすり減っていませんから「膝蓋軟骨軟化症《しつがいなんこつなんかしょう》」と呼ばれたりします。中年以上になってお皿の軟骨がすり減ってくると「膝蓋大腿関節症《しつがいだいたいかんせつしょう》」と呼ばれます。

ところが痛みの程度としては、若い人で軟骨がすり減っていないときのほうが強いのです。また軟骨自体は痛みを感じる機能がありませんので、実際のところどうして痛いのか、どこが痛いのか、よくわからないのです。ですからあくまでも保存的な治療が基本となります。

痛みをよく感じるばかりでなく、膝のお皿がとても不安定で、外側にはずれやすくなっている人もいます。こういう方は一度お皿がはずれると癖になって何度もはずれてしまうようになったり、はずれそうな不安感のために、運動ができなくなってしまいます。これを「反復性膝蓋骨脱臼《しつがいこつだっきゅう》」といいます。

また完全にはずれてしまわなくても膝のお皿がはずれそうになるために、そのたびに痛くなったり、不安定になって困る膝蓋骨亜脱臼《あだっきゅう》と呼ばれる状態も珍しくありません。特に10～20代の人では手術が必要になることもあります。

ももを伸ばすのも効果的

膝の前が痛い人は、ももの前側を伸ばすことも大切です。そのためのストレッチが、114ページの「もものストレッチ」です。

まずはうつぶせになって右手で右足を、左手で左足を持ち、かかとをお尻につけるように膝をゆっくり曲げます。かかとがお尻につくことが望ましい状態です。10㎝もかかととお尻が離れているようでは、膝からももが硬くなっている証拠です。

また右と左で膝の硬さがあきらかに違っていたら、これも問題です。痛くても膝の前側を伸ばして差をなくしてください。これと同じような方法は、立っていて片脚ずつでも可能です。この場合、股関節を十分に伸ばしてやってください。

それ以外に、**湯舟の中で正座するのもいいでしょう。**これは正座が痛くてできない人でもトライしてよい方法です。関節を温める効果と膝の前と後ろを伸ばす方法がミックスされた簡単なやり方です。

特に高齢者で正座を希望される方は、ぜひトライしてください。私は正座が膝によいか悪いかをあまり議論するつもりはありません。正座は膝にとって究極の姿勢ですから、それができることは大変意味があると思います。また、正座という姿勢が存在する限りは、そして、希望される方がいる限りは、その行為を否定するつもりはありませんし、させてあげたいと思います。

しかし、膝の悪い方が正座をしなくてはならない事情があって、しばらくぶりに正座をしたらその後に膝の痛みが出ることも珍しくありません。究極の動作をいきなりすることは危険だということでしょう。何事にも準備が大切です。ただ人間すべてのことにいつも準備してとりかかることはしないものですし、できないものです。

また、以前は何でもなかったことを久しぶりにしたら、痛みが出てそれがはじまりということもめずらしくはありません。**慣れないことをする場合には、できるだけ準備、関節にあてはめれば準備運動をしたいものです。**

膝・足の痛み

《注意》

本書は健康な若者やスポーツをする人がもっと筋力増強したり、関節可動域をさらに増すための方法を述べるものではありません。関節やその周囲に障害を持ち、困っている方の多くのために、安全に簡便に、役に立つ改善のやり方を示したものです。

ですからいくら筋力増強のために効果的な方法でも、現在の状態を悪化させる危険のあるようなやり方は避けたいわけです。

大腿四頭筋の訓練は膝関節疾患に対する有効な方法として、すでに誰でも認めている方法ですが、そのやり方については一致した意見が得られていないと思います。私は膝痛を感じている方がやることは危険だと考え、負荷をかけた膝の曲げ伸ばしはしないように、おすすめしています。

イスに座って勢いよく膝を繰り返し曲げ伸ばす方法は、ときに膝のお皿に負担をかけすぎます。特に足首におもりをつけながら膝を繰り返し曲げ伸ばすようなやり方は危険ですので行わないでください。

ケース9　スポーツで膝を痛めた↓膝のお皿のストレッチ（110P）

ここ数年、マラソンブームの影響か、街中を歩いていても、ジョギングしている人を多く見かけるようになりました。その一方で張り切りすぎてしまい、膝を痛める人も増えています。

膝の使いすぎで痛めたのであれば、まずは短時間の冷却、続いて保温と安静です。痛める部位は個人差があります。その人の足の形や走り方によって疲労しやすい部分が変わってくるからです。

ストレッチをする際は、その部位に直接働きかけるものを行うようにします。また走るためには膝のお皿まわりが柔軟であることがとても大切なので、110ページのストレッチを行うのもよいでしょう。

ジョギングだけでなく、ウォーキングで膝を痛めるケースもあります。私の外来では、「糖尿病なので……」「肥満気味なので……」といった理由で一大決心をしてウォーキングをはじめたら膝が痛くなった、という方も少なくありません。私にいわせれば、手足の健康を無視した「健康法」です。身体によいはずの運動も痛みを我慢しながらでは効果は半減ですし、新たな病気をつくってしまいます。

また最近ではエアロビクス、社交ダンス、フラダンス、というように、音楽に合わせて比較的無理のなさそうな動きを楽しむ人も増えています。ところがそれで痛みが出てくる方も少なくありません。強くない痛みでも、いつも繰り返すようなら問題です。

ダイエットのために運動している人もいるでしょう。しかし、無理をすれば足腰を痛めるのが関の山、特に骨軟骨の障害を持つ方にとって激しいスポーツは〝自殺行為〟です。

さらに膝痛の原因が運動不足だと思って、心機一転スポーツジムに入会し、張り切って身体を鍛えようとして膝痛を悪化させることも珍しくありません。

では、どのような運動をすればいいのでしょうか。

膝の場合も股関節同様、やはり体重のかからない水の中の運動（水中の歩行）と自転車がおすすめです。

ただし、自転車には2つの問題があります。

ひとつは交通事情です。高齢者が安全に自転車に乗って健康を維持したり、移動手段として生活の一部にするには、いろいろな問題があると思います。それらの問題は社会全体が考え、よくしていかなくてはならない問題です。

そして残りの問題は、自転車乗りをおすすめできない膝の障害があるということです。これはお皿の軟骨の障害です。お皿の軟骨がやられて痛みのある方は、自転車に乗るとよけいに悪くなる危険性があります。

それでも自転車なしでは町内を遠出できない、数多くの高齢者がいることも事実です。例えば膝がとても悪くて、人工関節をしなくてはならないような方では、自転車がなくてはならない移動手段であることは珍しくありません。

ご自分の体の状態と交通事情を考えたうえで、自転車を使うか検討してください。

ケース10　ふくらはぎの肉離れ

↓膝痛の基本ストレッチ①②（112〜113P）

ふくらはぎの筋肉は、かかとの骨につく部分はまとまって、アキレス腱となっています。アキレス腱の手前では3つの部分に分かれていて、内側と外側の腓腹筋とヒラメ筋と呼ばれる3つの部分に分けられます。内側と外側の腓腹筋は膝の裏側を大腿骨まで伸びています。ですから膝の安定化にも役立っています。

直接打撲したのではない、ふくらはぎの肉離れは中年以降の男性に多いようです。場所としては、内側の腓腹筋の真ん中に近い部分です。同じ肉離れといっても、筋肉を覆う膜が少しほころびた程度のものから、筋肉が完全に切れてしまうものまで、さまざまです。程度に応じて治療や安静に要する期間が違いますが、この部分は手術をして切れた部分を縫い合わせるようなことはしないのが普通です。

また重症かどうかのポイントは腫れ、つまり切れた組織の量によります。痛みが強い場合に重症とは限りません。概して逆の場合も多いです。

ケガをした後は、足首を下に垂らした状態で足首を安静にします。すぐに体重をかけて歩けるような肉離れであれば概して軽症です。2日間は安静、冷却、圧迫、挙上が基本です。

その後は足首を垂らした状態で固定して徐々に体重をかけて歩く練習をはじめます。この場合、松葉杖を使って体重のかけ方を調節する必要があります。足首を垂らした状態で全部の体重をかけて歩けるようになったら、足首の固定をはずして足首がそるようにして徐々にかける体重を増やしていきます。

時期的な目安はケガの程度によりますが、全部の体重をかけられるようになるまでに1カ月くらいかかることもまれではありません。また体重が十分にかけられるようになってきたら、最初は両足でつま先立ちの練習をはじめてください。両足で十分に体重が支えられるようになったら、傷めたほうの足に体重を徐々によけいに乗せるように練習します。

片足でつま先立ちとしゃがみこみができるようになってはじめて、走ることができるようになるのです。ですから、それ以前に走ろうなどとしたら、逆戻りしてしまう危険があります。治りきる前の再発です。

体重をかけずに足首を動かす運動は別に並行してはじめます。最初はゆっくりと足首をそらします。肉離れをした部分に痛みを感じますが、我慢できるところで5秒間止めます。

次に足首に力を入れて垂らします。同じように痛みを我慢できる程度まで思いきり力を入れます。これも5秒間止めます。一度に20回を目安に、一日2、3回は行いましょう。また、ふくらはぎの筋肉は足首から膝の裏側の上まで伸びている筋肉ですから、足首ばかりでなく膝を十分に伸ばす練習も同時にやってください。

体重をかける練習と、体重をかけずに足首を動かす練習は別々にやってください。足首を自由にそらして全部の体重をかけ、普通に歩けるようになったら第一段階は終了です。その後は徐々に歩くスピードを上げて、これ以上早く歩けないスピードになったら、ようやくジョギングの開始です。その頃には片足でつま先を上げて全部の体重を支えて立てるようになっているはずです。

ジョギングができるようになったら20分をひとつの単位として、少しずつ走るスピードを上げていきます。必ず最初のうちは歩きからはじめて徐々にスピードを上げ、そのときのトップスピードを中間にもっていって、最後はやはり歩きで終わってください。前後にウォームアップ、ストレッチを入れることはいうまでもありません。

トップスピードが全力疾走の80％を超えるような感じで安心して走れるようになったら、競技に応じたいろいろな応用動作を徐々に練習していってよいでしょう。そろそろこのケガは卒業です。

もうこれで安心か、というとそうではありません。筋肉のような機能の発達した組織は一度傷めると、完全に元に戻ってくれないのが現実です。同じようなことは関節の軟骨にもいえます。

一度傷つくとやはり関節の軟骨も元のような軟骨に戻ってくれません。ですから一度肉離れをすると、何度も繰り返すのです。冷えたり、疲労したり、急激に大きな力が加わったりすると、線維の部分はまたほころびてしまいます。一度傷めたらそのことを十分に理解して、再発の予防に努めなくてはなりません。

十分なウォームアップ、ストレッチはいうまでもなく、ふくらはぎを守るようなテーピングもおすすめです。運動後のアイシング、ストレッチ、その後の保温もとても大切です。けっしてやりっぱなしはしないでください。締めくくりには、必ず積極的な温熱・保温に戻るべきでしょう。

また、**こむらがえりも日常、ふくらはぎに多く起こります**。筋肉の張りが起こりやすい体質の方に多いようです。これも一度起きるとその場所に再発しやすいようです。このような場合には、前項で述べたような対処に加えて、局所のストレッチといえる指圧が有効です。慢性的な圧痛と硬さがある部分をほぐすことが、治療と予防につながります。

足の動きとしくみ

足にはたくさんの骨が複雑に関節をつくり合って、地面からの衝撃をうまくやわらげるようになっています。足は足首の動きと連動していますから、一緒にしてとらえられます。

まず、足の甲をそらせる動き（背屈）と、足を下に曲げる動き（底屈）です。次は地面に平行に前足部を内側（内転）や外側に回す（外転）動きです。最後は足特有のねじれを伴う動きですが、両足の裏を合わせるような場合に、内側にねじると同時に足首を曲げて足の裏を返すような動き（内返し）です。逆に小指側を外にそらせて足首を上にそらすような動き（外返し）もします。

足を形づくる骨の数は、足指の骨を除いても7つあります。7つの骨の間の関節に変形を生じると、足の甲の一部が出っ張って痛くなります。

きつい靴を履いて出かけた後に足の甲が痛くなることもありますが、これも足の甲の腱の痛みを伴っていることが多いようです。同じようなことはハイヒールを履いて歩きすぎても起こります。

ケース11　長時間立っていたときの足の疲労

↓足首の基本ストレッチ（116P）

立食パーティなどで長時間立っていると、足が疲れるものです。もっとも多いのはふくらはぎの疲れでしょう。

ふくらはぎの疲れには、足・足首のストレッチと筋肉のほぐしが有効です。いつも疲れる場所が決まっていれば、その部分のストレッチを加えるとよいでしょう。

ケース12　足首の捻挫

足首をひねることはとてもよくあるケガですが、だいたいは足首と足を〝うち返し〟にしてしまう捻挫です。外くるぶしの周囲を痛めます。うち返しの捻挫で、外くるぶしを痛めていない場合は、もう少し足先のほうの捻挫か、足の小指の付け根の足の外側の真ん中あたりの捻挫です。

足首をねじった後に外くるぶしが腫れたら、足首の外側を支える靱帯を傷めたと思って間違いありません。

その捻挫が重傷であるか、それとも大したケガでないかの目安は、決して痛みの強さではありません。腫れ、すなわちどれだけ皮膚の下で出血したか、の大きさです。

軽い捻挫ではかえって痛みを強く訴えることもまれではありません。外くるぶしの捻挫は、経験のないスポーツ選手のほうがずっと少ないくらい、日常茶飯事のケガです。でもたいていは手術などしないでも、しばらくすればテーピングなどをして試合に復帰します。完全に治るわけではありませんが、何とかなることが多いのがこの足首の捻挫です。

ですから手術をしなければならないような捻挫はむしろまれであり、私は何か普通の捻挫と違う点があるのではないかと思っています。そのひとつの背景は、もともとゆるみの強い足首であるかどうかです。その他の例としては、捻挫により傷めた外くるぶし以外の部分に痛みが起こって、それがなかなか治らない場合でしょう。

いずれにせよ、**ケガをした後にすぐにまた捻挫を繰り返すような状況は避けるべき**です。症状が落ち着くのに応じて、足首の動きを十分に回復させる必要があります。足首の動きが制限されてくると、痛みを容易に再発する背景になりますし、足の他の部分への負担が大きくなります。伸ばした靭帯の柔軟性を回復させるような訓練も必要だということです。

足首を「守る」ことも大切

足首の障害といってもいろいろな部分が損傷し、痛みの原因となるのですが、すすめられる方法は、116ページの「足首の基本ストレッチ」です。

2から5の自分で力を入れる体操が終わったら、次はその動きを手で足指を持ってゆっくり力いっぱい行います。この場合、足の甲や足首の外側に突っ張りが出て、痛みを感じることも少なくありませんが、我慢できるところまでゆっくり曲げたり、ゆっくりそらせたりします。

ストレッチや筋力を働かせる体操はしますが、**激しく動かなければならないときには、できるだけ足首を保護しましょう。**

保護するやり方としては、サポーターをすること、バンデージを巻くこと、足首まですっぽり覆う丈の長いブーツを履くこと、テーピングをすること、など状況に応じていろいろな保護の仕方が考えられます。

ケース13　足の内側が痛む

足の内側の痛みの多くは、足首の内側を安定化させている後脛骨筋《こうけいこつきん》の腱部やそれが舟状骨《しゅうじょうこつ》という足の中央内側にある骨につく部分で痛くなることが多いようです。また足の親指を内側から支える筋肉も疲れやすいようです。この腱も引っ張られる障害と、縮みながら疲労する障害があるようです。

扁平足《へんぺいそく》があって足が外に向いているような方では、引っ張られる障害を起こしやすいと考えられます。逆に甲高《こうだか》でかかとの骨が内側に向いているスポーツ選手でも、この腱に沿った痛みが認められます。このような場合は縮むときに力がかかりすぎて痛みの原因となるようです。

ケース14　足の外側が痛む

足の外側の痛みは比較的少ないようです。しかし、足首の外側を安定化させ足首を外側に向ける腓骨筋の腱の炎症が痛みを起こすことがあります。扁平足の傾向のあるスポーツ選手で腓骨筋の腱に、疲労を生じやすいようです。サッカー選手に特に多い第5中足骨《ちゅうそくこつ》の疲労骨折はジョーンズ骨折と呼ばれます。

また、小指の外側が出っ張って靴を履くと痛む方がいます。開張足《かいちょうそく》といって、足の横幅が広くて足の関節や筋・靭帯のおさえが弱い方に多いようです。

足の変形と老化の関係

足の変形は関節の老化を伴います。足の変形を認める場合には、特に親指の根元の、人の身体の中でもっとも体重のかかる関節（第一中足骨基節骨間関節といいます）の老化をよく認めます。そのために痛みがあったり、動きが悪くなります。ですからこの関節の動きを保つことはとても大切です。

また、足を形づくっている7つの骨の間の数多い関節にも老化は起こるのですが、それ自体で痛みが強くなり、患者さんが困ることは少ないようです。あくまでも全体の形の変化が症状に関係するようです。

ケース15 外反母趾《がいはんぼし》→足指のストレッチ（118P）

洋式の生活が定着し、ハイヒールを履く女性が多くなったためか、足の親指の内側が飛び出て腫れて痛みを起こしたり、足の幅が広がり親指に力が入らなくなって足の裏にタコができて痛くなるような、「外反母趾」の障害が増えているといわれています。**外反母趾はハイヒールを履くため起こるといわれることもありますが、そればかりが原因ではないようです。**

外反母趾の患者さんの年齢分布を見ると、決して高齢者ばかりが多いわけで

膝・足の痛み

はありません。10～20代と50代以上の2つの山があります。このことはかなり生まれつき、外反母趾の傾向のある患者さんがいることと、老化現象を伴って悪化してくる患者さんのいることを物語っています。

外反母趾の障害には3つの側面があります。ひとつは親指の付け根の内側の腫れや痛み、もうひとつは足の裏の痛み、もうひとつは見た目の問題でしょう。このことは同じ病名でも、患者さんによって気になったり、治療のポイントが違うことを示しています。

治療としては、患者さんの希望にまず応えなくてはなりません。形が気になる人では機能を損なわないように出っ張りがなくなり、足が細くなればよいでしょう。形を治すには、煎《せん》じつめれば、手術しかないと思われます。

親指の出っ張りだけが問題の人には、そこだけを削ればよいかもしれません。また、出っ張りにあたらない靴を履けばよいのかもしれません。

足の裏の痛い患者さんは痛い場所にタコがあることが多いですから、その部分に体重が集中しないような中敷きを履いたり、靴の中に入れればよいかもしれません。たいていの場合、そのような患者さんでは足が扁平になっていますので、手術を受ける場合は扁平足も治す必要があるかもしれません。

手術を受けるにせよ、保存的に〝ごまかす〟にせよ、足の親指の機能や足の裏の筋肉を鍛えておくことは非常に大切だと思います。

外反母趾になってくると、親指が痛いために親指に力が入らなくなります。それればかりでなく親指の先が外に向いて、かつ親指の付け根の骨が内側に向いてくるために、親指につながる筋肉の働く効率が悪くなります。

ですから、意識的に親指の機能を保つ必要があります。そのためにはストレッチが必要です。

外反母趾対策は靴選びが決め手

外反母趾でお困りの方は、まず自分に合った靴を探してください。でも既製品で合う靴を探すのは簡単ではありません。外反母趾用の靴も市販されていますが、私の目から見ると、まだまだデザインの思い切りが悪いような気がします。靴屋さんはもっと大胆に患者さんに合う靴をつくってほしいものです。

靴があたって痛い部分にはドーナツ状のパッドなどを置いて、痛い部分に圧迫力がかからないようにすると、少しはよいでしょう。大きな靴屋さんや、東急ハンズのような日常生活雑貨を売っている店で探してください。

かかとの痛みがあるとき考えられること

かかとの痛みにもいろいろありますが、成人ではおもに2種類です。多いのはかかとの内側の土踏まずに近い部分に起こる痛みです。ここは足底腱膜《そくていけんまく》という足の裏を形づくるしっかりとした筋がかかとの骨に付く場所です。老化を伴うとレントゲンでトゲのように出っ張って見えることも多いのですが、骨の出っ張りが見えなくても痛みは出ます。ですから靴底にトゲがあたって痛いのではありません。ここの痛みを訴える方の足の形は、いわゆる甲高の、土踏まずが高いことが多いようです。

甲高でも、扁平足でも、かかとの骨が内側に倒れていても、幅が広くても、足の形の悪くない方と比べると、いろいろな足の痛みが起こりやすいようです。

二本足で立ち、活動する人間にとって、足は地面と相対して直接負担を受け持つ部分です。ですから足への負担は大変なものであるはずです。

ところがそのわりに、足部の骨・関節の障害は飛び抜けて多いというデータはありません。それだけ構造的にうまくできているのでしょう。数多くの骨が複雑な連結をつくりながら足を形成しています。

また靴の関与も足の障害には関係が深いようです。本来生まれ持った足と、第二の足である靴によって足の障害の発生は、少なく抑えられているようです。この意味でも足の障害に対する靴の役割はとても大きいといえます。

ケース16　偏平足

土踏まずが低い扁平足傾向のある方は珍しくありません。扁平足では、足の裏の筋がばねになって地面に対する衝撃を吸収する性能が悪いためか、疲れやすいようです。

外反母趾の傾向もあって、足の裏が痛くなる方もいます。また、足首の内側を支えている後脛骨筋が疲労しやすくなります。逆にこの筋肉の機能障害が進むと、ひどい扁平足になることがあります。ひどい変形を放っておくと足のあちこちの関節の老化を伴うようになってしまいます。

ケース17　甲高

いわゆる甲高の足の人は土踏まずが大きいですから、体重がかかとと足先に集中してしまいます。それによって足指の付け根の関節の痛みやかかとの痛みを起こしやすくなります。治療としては靴の選び方や中敷きを工夫することで対処できるのが普通です。

足底装具とは靴の中敷きのようなものです。靴の中に入れないで、履くタイプもありますが、扁平足傾向があって足に障害があれば、土踏まずを高くしましょう。逆に土踏まずが高くてかかとや足指の根本に負担があっても、同じような土踏まずをならすような足底装具をつけると効果的です。

また、かかと自体に衝撃をやわらげるものを入れたり、かかとの傾斜をつけることによって、足と脚を安定化させることもあります。かかとの痛い部分はくりぬいて、圧力をさげることも効果的です。

ケース18 足指のタコ

いつも足の同じ場所にタコができてしまう方は、靴が悪いというよりは、足の骨に出っ張りがあると考えたほうがよいでしょう。またタコができやすいという皮膚の体質もおおいに影響します。

足の裏にタコのある方は、外反母趾なら扁平足傾向があって、親指に力が入りにくくなっている、少し変形が進んでいることが多いと思います。

タコは削っても根本的な治療にはなりません。そこに負担がかかることが原因ですから、治すにはそこに負担がかからないようにしなければなりません。

そのためには、出っ張りのまわりを高くするようなドーナツ状のパッドなどを使うことが、ひとつの〝ごまかし〟になります。

膝・足の痛み

また、土踏まずを高くするような中敷きを入れるのもよいでしょう。手術で根本的に形を変えたり、出っ張りを削るのもひとつの方法です。

足にやさしい靴の選び方

きつい靴を履くと、あちこちがあたってタコができたり、靴ずれができたりします。外反母趾傾向のある方は、先の細い靴を履くと外反母趾を悪化させてしまいます。

また、慣れない靴で長時間出かけた後に、足の指先がしびれたような感じがとれないこともあります。

原因がはっきりしないものもありますが、**狭い靴のために指先への血の巡りを悪くしてしまうこと、足の甲の腱に炎症を起こして腱に沿った痛みとしびれが出ること**が考えられます。こうした場合は手で足の幅を狭くするように握ってみてください。ビリッとした痛みがありませんか。

もちろん治療は温熱と足指から足首のストレッチが基本ですが、足の障害は靴で治療したいものです。靴底は衝撃の吸収性に優れていて、かつ重くないもの。硬い靴底はおすすめしません。

しかし、全体がただ柔らかいだけの靴底ではダメです。靴底を手で曲げると、足の指の付け根から土踏まずにかけてそる部分がある靴が基本です。靴の周囲は圧迫する部分が少なく、トータルにフィットするものがいいでしょう。でもいちいち自分の足の出っ張りに合わせることは、オーダーメードでなければ不可能かもしれません。

次に大切なのは、中敷きの足底へのフィットです。土踏まずには高めのサポートがついていたほうがよいでしょう。かかとの部分はかかと全体をよく支え、吸収性に富むものがよいでしょう。できれば靴底に外側を高くするような傾斜のあるような靴があれば、脚全体のバランスがよくなる場合もあります。

簡単に選ぶなら、ウォーキングシューズで土踏まずのしっかりしたもの、ということになります。

ただ幅が広いだけの靴では、靴が脱げやすく、かえって疲れます。足の指の余裕とかかとの保持性のどちらも大切です。

靴の中敷きのパターンには、土踏まずを支えるアーチサポート、前足の底を支えるアーチサポート、かかとのクッション、かかとの底に傾きをつけるウェッジなどがあります。問題になっている変形を矯正するようなものを入れるのが普通です。

いろいろと理屈はありますが、使ってみて症状がラクになるものを選ぶのが一番です。

第3章◆「痛みとりストレッチ」の効果を上げるヒント

ストレッチ効果を高める10のコツ

ストレッチを行う際、やり方を間違えてしまうと、きちんと効果が出なかったり、場合によっては逆効果になることもあります。

どのようなことに気をつけながら行えばいいのか、この章では**そのポイントや注意点**についてまとめておきましょう。

1　基本は朝晩

何か障害があったら、以前よりも骨・関節の柔軟性がなくなっていると思ってください。また、だんだん歳をとることで、身体の柔軟性がなくなってくることは、いうまでもないでしょう。

柔軟性が落ちているということは、動かさないでおくと硬くなるのが早いということです。寝ている間は身体は動かさない部分が増えるため、朝起きて、いきなり勢いよく動き出すことは、痛みを強くしてしまう原因になります。ですから、**布団から起き出す前に、ちょっと体操をすることをおすすめします。**

朝に体操を行って調子よくはじまった一日でも、だんだんその柔軟性の蓄えが、疲労とともに失われてきます。だからこそ、仕事から帰って、また仕事を終えて休むときも、一度意識してほぐす必要があります。

入浴は格好の治療の場です。必ず湯船に長めに入って身体全体をほぐしてください。その後に伸ばすべき部分を伸ばすと効果的です。また湯冷めをしないように、特に障害のある部分は積極的に保温に努めましょう。

2　量より継続が大事

毎日続けられる程度の体操をすることが大切です。そのためには息が上がらない程度のペースで行うことです。また、**次の日に筋肉痛が出ない程度の強さ**がおすすめです。この運動量では鍛えることにはならないかもしれません。しかし骨・関節の障害を持った方には、まず続けられることが必要です。

そのためには、他人と比較しないことです。個人差を自覚して、自分の目標は自分に合わせて立てましょう。

余裕が出てきたら、少しずつ増やしてもよいかもしれません。でも量を増やすことが大切なことかどうか、目的に合っているのか、負担をかけすぎないか考えるべきです。そういう意味で、この本で紹介するのはやればやるほどよい体操ではありません。

動く範囲を大きくするストレッチは、多少無理をしてもかまいません。力をつける運動は動く範囲を少なくしてやりましょう。いろいろな動きを意識的に行うべきです。

ときには負担をかける運動もしますが、この場合は関節の動きを伴うようなやり方は避けましょう。動く範囲を増やす動きは、あくまでもゆっくりと、抵抗をかけずにやってください。

3　頑張りすぎは逆効果

一度はじめて効果的だったことは、やり方が間違いでなければ、一生懸命続けてやれば効果があるものです。一度傷めて硬くなった身体を動かすことは、ゆっくりと自分のペースで抵抗や負荷をかけずにやる限り、安全で、やりすぎることもめったにありません。

早く効果を出したいと思うと、つい抵抗や負荷を大きくかけてしまいがちですが、「頑張りすぎはかえってよくない」と心得てください。

一つひとつの動きはゆっくりと、力いっぱい、勢い（加速度）をつけないやり方で、つらいところで止めて維持することが大切です。自分のペースで行うようにしましょう。

4　変化のメドは1カ月

人間の身体は無数の細胞から成り立っています。また多くの細胞は生まれ変わりながら受け持った機能を維持しています。

1つの細胞が生まれ変わる周期は組織によっていろいろですが、皮膚では約1カ月くらいです。治療の効果の判定は1カ月を単位に気長に判断しましょう。

ただし、我慢していた期間が長かった人は、症状を感じてから正しい治療をはじめるまでの間、我慢してしまった期間分だけかかります。つまり、**3カ月間痛みや動きの制限を我慢した人は3カ月間、1年間我慢した人は1年間、よくなるのにかかるかもしれない**ということです。患者さんが期待するほどすぐにはよくならないものです。気長に毎日続けましょう。

5　効果が出ないときは振り返りも大切

私は外来で「まじめに続ける人は救われる」とよくいいます。定期的にチェックしながら、おすすめするストレッチを続けてやっていらっしゃる患者さんで、悪くなる方はほとんどいません。もし悪くなっていたら、その場合には何か「悪いこと」をやっているのです。つまり**「無理」をしてしまった**のです。

真面目にいわれた通りやっていても、だんだんつらくなる場合には、考え方を改める必要があります。やり方が間違っていたか、診断が違っていたか、どちらかでしょう。もう一度チェックしてみましょう。

6　痛みの種類によって対応を変える

一般的に、**動かしはじめに感じる痛みは、あまり心配ありません。**こわばりをとることは関節の健康を回復し維持するための基本です。関節に異常がある場合、忙しい朝でも5分でいいからその関節のストレッチをします。

反対に、**疲れてくるとだんだんつらくなる痛みやしびれは要注意**です。また、朝よりも夕方のほうがつらくなるようなら、そのままにしてはいけません。その痛みやしびれは負担が大きくなることで悪化してきていると考えます。まずは休ませること、負担を軽くすることが必要です。また、何がもっともつらいか、症状を悪化させているかを思い起こす必要があります。その動作を避ける、または保護して行うことをすすめます。

7　休憩は時間より回数を増やす

慢性の疲労や使いすぎが障害の原因になっている場合、同じ時間を休むのなら、短い時間でも頻繁に休みを入れたほうがいいでしょう。**1時間働いて10分休むよりも、30分ごとに5分休んだほうがいい**ということです。

その際に、ただ息抜きするのではなく、意識的に痛みのある部分を休ませることが必要です。休ませるには、硬くなるとき痛くても意識的に伸ばすということもあります。熱を持つときには簡単なアイシングがすすめられることもあります。また、脚が腫れてくるなら、横になって脚を高くしたりすることも、ときには必要でしょう。

8　自覚症状が現れる前にやってみる

腕をまっすぐ耳の横につけて、指を組んで、かかとを上げて背伸びをします。1、2、3、4、5、と数えましょう。そこで何か突っ張りや痛みを感じたら、その部分のストレッチをもうしばらく続けたほうがよいかもしれません。**知らず知らずのうちに使わなくなって、硬くなった身体の部分をチェックしてみる**とよいでしょう。

勢いやはずみをつけない、ゆっくりとした動きが大切です。関節や身体を十分にいっぱいまで、痛くても伸ばし、痛くても曲げましょう。

9　たまのジム通いより毎日自宅でやる

「忙しくて運動するヒマがない」という人もいます。でも本当に1分でも自分の時間をとれない人がいるでしょうか。私はほとんどいないと思います。**一息入れて、意識的に動かす。**これが基本です。時間を見つける努力をしてください。疲れたら休みたいと思うものですが、ただぼーっとして何もしないでいるより、意識して動かしたほうが効果が現れます。

また、私がストレッチをするようにおすすめすると、何か教室に入ったりしないとできないと感じられる方もいます。でも私はむしろ自分にあった運動メニューを、自分に合ったペースで、好きな時間に、短い時間でもなるべく毎日やるほうが、安全で、結局は効果的なやり方だと思っています。

仕事中、家事の合間など、立っていてもできる体操はいくらでもあります。

周囲から見ると、少しおかしな格好をしているかもしれませんが。

10　ストレッチを習慣にする

腰痛などの〝持病〟があるなら、その部分を弱くしないで、柔軟性を維持するような、日頃の努力を続ける必要があります。

身体の柔軟性を増すには、筋肉を意識的に働かせることも有効です。ポイントは、**ゆっくりと自分のペースですること、いろいろな動きを実施すること、一方向と逆の方向を必ず一組として行うこと**、などです。

忘れた頃に骨・関節の障害は繰り返すものです。逆にいうと、障害を起こした部分は、すっかり忘れてしまってはいけないということでしょうか。

一度、骨・関節の障害を起こしたら、極端にいうと、その障害と一生つきあわなければなりません。ですから、痛みがなくなったと思っても、よい状態を保つために、毎日やるべきことはやってください。長時間やる必要はありませんが、習慣として身につけていただくのがベストです。

第4章◆痛み、しびれ、こり…これって大丈夫？

「痛み」にも種類がある

これまでの章で、痛みをとるためのストレッチの正しいやり方はご理解いただけたと思います。

ここでは、**骨・関節に障害を持った際に感じられる〝痛み〟や〝しびれ〟といった感覚はどういうものなのか、**整形外科的に解説していきます。

自分の疾患の状態や、現在なされている治療が何を目的としたものなのかなどを、より理解するために役立ててください。

「引っ張られる痛み」か「押しつぶされる痛み」か

関節周囲の痛みのメカニズムを考える場合に、過度に引っ張られる障害と、繰り返し押しつぶされるような負担による障害とは、分けてとらえるべきだと思います。

とても乱暴に簡略化すると、引っ張られる痛みは関節のまわりにある筋肉・

腱や靭帯の痛みです。一方、押しつぶされる痛みは関節の軟骨の障害による痛みです。

引っ張られる痛みに対しては、抵抗力をつける、つまり筋力を増すことと、柔軟にすること、つまりストレッチをすること、もうひとつはすべりをよくすることがすすめられます。

一方、押しつぶされる痛みに対しては、ひたすら負担を軽くすること。つまり体重を減らすこと、運動量を減らすことが大切です。負担を軽くするために周囲の筋肉を鍛えることも重要です。

このように、痛みがある場合には、その痛みがどんなメカニズムなのか考えたり感じたりする必要があります。

「神経痛」ではなく、関節、筋の痛みだった⁉

患者さんは、よく自分の痛みを「神経痛」と表現します。我々からすると神経痛はとてもはっきりした、ある部分の神経の障害がなければ、「神経痛」といいません。ですから、**整形外科的には、それらは、関節の痛みや筋の痛みな**のです。

患者さんがなぜ神経痛というのか、よくわからない場合もありますが、冷えて響くような痛みや走るような痛みを、どうも「神経痛」と表現するようです。冷えて響くような痛みも、走るような痛みも、私は関節周囲の筋腱の痛みが多いという印象を持っています。

関節や身体のある部分の動かしはじめに痛みを感じることがよくありますが、これは関節周囲の組織の柔軟性が低下した結果だと思っています。

柔軟性の低下の原因にはいろいろあります。老化、ケガ、使いすぎ、腫れ、冷え……。これらはすべてが柔軟性の低下につながります。

柔軟性が低下すると、同じ動作を続けた後、次の動作にいく瞬間に痛みを覚えます。これらの柔軟性が低下したために起こった痛みについては、ゆっくりと痛みを我慢しながら、徐々に動きを回復させること、また回復した動きを保つ努力が大切です。

つまり、正常の関節の動きを保つ、あるいは回復するために、痛くても動かすのです。

しびれの原因を見極めるのは難しい

しびれを説明することは結構難しいのですが、日本人なら長い時間正座をして、その後に〝しびれ〟を味わったことのある方は多いはずです。

実は**しびれにもいろいろな原因や種類があります**。治療のことを考える場合には、しびれについても原因を知っているべきなのです。

しびれは、皮膚の感覚や痛みを司る神経の機能障害によって感じる違和感です。脳や脊髄などの中枢神経、脊髄から枝分かれして手足の先まで伸びている末梢神経において、どこかで圧迫や切断などの障害を受けると、それよりの先の部分にしびれを起こします。

しかし患者さんを診ていると、脊髄や末梢神経の分担がはっきりしているしびれは少なく、いわゆる手袋・ストッキング状のしびれを訴えられることが多いです。これは糖尿病性神経障害として解説されています。ただ、このようなしびれを訴える人の中には、糖尿病でない患者さんもたくさんいます。

これまでの私の経験では、付着部の腱を含めて、筋肉の疲労がある方でこのようなしびれを訴えることが多いようです。そのため、しびれの治療としては、筋肉の疲労や腱の硬さをとることが重要だと考えています。

首から肩、上腕にかけての一側性のしびれでは、首からの神経痛と肩関節からの筋性の症状を区別することが大切です。まずは肩関節の動きを確認して、肩が硬く痛くないかどうか調べてみることが第一です。

肘から下の手にかけてのしびれでは、前腕から指にかけての手指屈筋の疲労が多くみられます。この場合、肘から先の筋性疲労を改善し、手指の動きをよくすることがポイントです。

診断のためには手の5本の指のどこがしびれているのかを調べます。小指側だけであれば、尺骨神経の関与を疑います。母指から中指の掌側のしびれであれば手根管症候群を疑います。手袋状のしびれの中にも末梢神経障害が隠れていることがあります。

臨床的に一番難しいのが、お尻から足の外側のしびれるような痛みです。大腿筋膜張筋《だいたいきんまくちょうきん》・中殿筋《ちゅうでんきん》、外側広筋《がいそくこうきん》・腸脛靭帯《ちょうけいじんたい》に沿って圧痛があります。

腰が悪くても、股関節が悪くても、膝が悪くても、同じようなしびれ痛みが訴えられますし、このようにしたらよくなる、というのは人それぞれです。

ただし、しびれは脳梗塞などの重篤な病気の前兆である場合もありますので、気になる場合はすぐに病院を受診するようにしてください。

医学的に見た「こり」の正体

こりといえば「肩こり」ですが、医学的に「こり」とは一体どういう状況でしょうか。

一般的には、こりは筋肉の緊張が高まって、不快な感じがすることのようです。同じ筋肉の症状でも、そこが筋肉痛と違うところです。

筋肉痛と筋肉のこりはどちらも疲労が関係しているようですが、痛みを引き起こすのは急激な疲労の場合に多いですし、こりとして感じる場合は慢性的な疲労です。

しかし、慢性的な疲労があっても、たいていの場合、首や肩のこりしかあまり問題になりません。首や肩は頭に近く、いろいろな違和感や疲労を覚えやすいのでしょう。

一方、**精神的ストレスや目の疲労も、近くにある首や肩にすぐに伝わります。また頭痛や歯の痛みがあっても肩こりが多くなりますし、首の脊髄の軽い圧迫や、肩関節の痛みがあっても肩こりとして感じることもあるようです。**

二本足で歩くようになった人間は、頭の重さや腕の重さをまともに首や両肩で支えるようになりました。情報の氾濫やストレスの多い社会生活、コンピュータに追われる仕事も、こりに拍車をかけているようです。

近年では、スマートフォンの普及で首こりを訴える「スマホ首」の人も増えています。スマホに夢中になるあまり、首まわりを動かさないと、首のこりも悪化します。